要控尿酸，远离痛风

张文高　焦明耀/编著

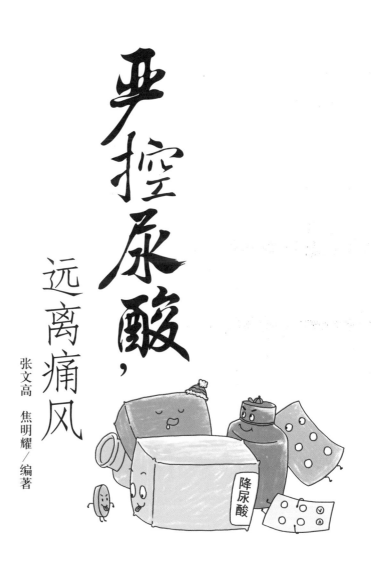

中国纺织出版社 有限公司

图书在版编目（CIP）数据

严控尿酸，远离痛风 / 张文高，焦明耀编著. --北京：中国纺织出版社有限公司，2021.4

ISBN 978-7-5180-8330-5

Ⅰ.①严…　Ⅱ.①张…　②焦…　Ⅲ.①痛风—防治　Ⅳ.①R589.7

中国版本图书馆CIP数据核字（2021）第020644号

责任编辑：潘博闻 国 帅　责任校对：高 涵
责任印制：王艳丽

中国纺织出版社有限公司出版发行
地址：北京市朝阳区百子湾东里A407号楼　邮政编码：100124
销售电话：010—67004422　传真：010—87155801
http://www.c-textilep.com
中国纺织出版社天猫旗舰店
官方微博http://weibo.com/2119887771
北京通天印刷有限责任公司印刷　各地新华书店经销
2021年4月第1版第1次印刷
开本：710×1000　1/16　印张：12
字数：174千字　定价：49.80元

凡购本书，如有缺页、倒页、脱页，由本社图书营销中心调换

前／言

不知道从什么时候开始，高尿酸越来越普遍，成为继高血压、高血糖和高血脂之外的"第四高"。

从我们出生开始，我们的身体就无时不刻在进行新陈代谢。在新陈代谢的过程中，我们身体里衰弱、死亡的细胞被分解，核酸中的嘌呤被"释放"出来，它们和食物中的嘌呤"汇合"，经过肝脏的"加工"，摇身一变成了尿酸。

正常情况下，尿酸要通过肾脏、汗液等方式排出去，我们每天生成多少就排出多少。但是，生活中总是有那么多的"意外"，比如吃进太多的高嘌呤食物、身体里缺乏抑制尿酸生成的酶等使尿酸"产量"超标，再比如肾生病了，不能很好地过滤血液中的尿酸，使尿酸没有"路子"出去，只能"滞留"在血液里。种种"意外"让人体里血尿酸水平高起来。

我们都知道，血压、血糖、血脂跟"高"字沾了边，就会悄无声息地伤害我们的身体。尿酸高起来同样也不是什么好事儿——当尿酸"泛滥成灾"、血液溶解不了它了，它就会变成尿酸盐结晶，沉淀在人体里的大小关节里。

尿酸盐结晶的"情绪"不太稳定，身体内外环境的一点儿"风吹草动"都会让它变得"阴晴不定"，跑出来"作怪"。当然，人体里的免疫细胞也不是吃素的，它们会对尿酸盐结晶这些异物进行"围追堵截"。"神仙打架"时离"打架场所"最近的关节难免遭殃，出现红肿、疼痛、灼热等症状，这就是痛风急性发作，也叫急性痛风性关节炎。

痛风到底有多痛？在我国古代的医书中，把痛风发作比喻为白虎历节，形容其跟老虎啃噬一样剧痛。可以想象，痛风之痛是如何地让人刻骨铭心。痛风痛风，来去如风，痛过之后，它在人体里"潜伏"起来，伺机而动。很多人在痛风"潜伏"时"不甘寂寞"，胡吃海喝、加班熬夜……刚消停不久的痛风就又找上门来了。这样的"桥段"在很多痛风患者身上"上演",而且间隔的时间越来越短,疼痛也越来越厉害。于是,痛风石出现了,关节变畸形了,肾脏被高尿酸"盘剥"成了痛风性肾病,还有高血压、糖尿病、高脂血症、冠心病……痛风的"狐朋狗友"们都"不请自来",在人体里"恣意横行"。

痛风之痛,从关节到各个器官组织,真的是触目惊心!那么,怎么办呢?本书将一一为您解惑:

第一章从尿酸的生成开始,剖析尿酸与痛风的关系,分析痛风长期发展可能引发的后果,深入浅出讲解与尿酸、痛风有关的知识。

第二章从生活细节入手,详解生活中那些让尿酸升高、痛风发作的"坑",以期能帮助读者朋友们远离这些"坑",让尿酸水平稳稳的。

第三、四章详解吃的方式、吃的食物对尿酸水平、痛风病情的影响,汇集了痛风各个时期及相关并发症的饮食调理原则、适合痛风患者吃的低嘌呤和中嘌呤食物,并配以营养美味的菜谱,以供读者朋友选择,希望读者朋友既能享受美食,又能远离痛风的困扰。

第五章中医登场,从痛风形成的机制,到有助于控制尿酸的药食同源之物、常见中药、养生药茶及名方验方,尽可能多地为读者提供控制尿酸、预防痛风发作的方法。

第六章为痛风患者"私人订制"运动方案,"管住嘴、迈开腿"是控制尿酸、远离痛风的不二法宝。

第七章则开启我们人体自带的"药库"——经络穴位,用最古老的办法来调理痛风,间歇痛风之痛。

衷心地希望每一位读者朋友都能更好地控制尿酸,远离痛风的困扰,享受到健康、快乐、高品质的生活!

张文高

焦明耀

2020 年 5 月

目／录

第四章

吃对食物，尿酸平稳不飙升…67

第五章

用对用好中药，轻松稳住尿酸…109

痛风，中医怎么看…110

降酸排酸食药物质…112

第六章
合理适度运动，排尿酸防痛风…157

第七章

经络保健，预防和间歇痛风
发作…175

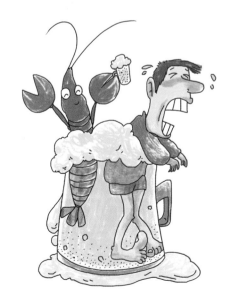

第一章

远离痛风，从严控尿酸开始

说到痛风，很多人会想到尿酸。

尿酸是一种什么酸？

它和痛风有什么关系呢？

尿酸升高了怎么办？

痛风"偏爱"哪些人？

痛风为什么会反复发作、难以治愈？

痛风长期发展会有什么后果？

……

有关尿酸和痛风的问题，

本章节深入浅出，一一解答，以供参考。

关于尿酸，你了解多少

说到尿酸，很多人并不陌生，它就是引起痛风的"罪魁祸首"。然而，很多人对于这位神秘的"幕后黑手"却不甚了解，不知道它是怎么来的，会在我们身体里干些什么，又会到哪里去。现在，就让我们一起来看一看，尿酸究竟是怎样一种酸。

● 尿酸是一种什么酸

在回答"尿酸是一种什么酸"这个问题之前，我们首先要认识一下嘌呤。

嘌呤是细胞中核酸（DNA、RNA 的总称）的合成原料，其主要以核苷酸的形式存在于人体细胞之中。我们的身体内的细胞多达 60 万亿个，这些细胞并不是一成不变的，它们会通过新陈代谢不断更新换代：分解衰老、死亡的细胞，"培养"新的、年轻的细胞以取代其位置，维持人体的生命活动。衰老、死亡的细胞被分解时，它们里面的核酸也不能幸免，核酸中的嘌呤就这样被"释放"出来，经过肝脏的进一步处理，就变成了尿酸。

嘌呤还是人体能量的直接来源——三磷酸腺苷（ATP）的组成成分。当人体在进行剧烈运动时，人体内的 ATP 会迅速分解，产生大量的嘌呤，而这些嘌呤也会进一步摇身变成尿酸。

简而言之，尿酸是嘌呤代谢的产物。

● 尿酸从哪里来，到哪里去

尿酸的来源分两种，一是内源性尿酸；二是外源性尿酸。衰老、死亡细胞以及 ATP 分解代谢时产生的嘌呤，经过肝脏进一步处理后形成的尿酸，属于内源性尿酸，约占人体尿酸总量的 80%。饮食中所含的嘌呤类化合物、核酸及核蛋白成分，经过消化吸收以及肝脏的处理后形成的尿酸，属于外源性尿酸，约占人体尿酸总量的 20%。

人体内产生的尿酸主要有两种排泄途径：一是经过肾脏，以尿液的形式排出体外，这是尿酸的主要排泄方式，约 2/3 的尿酸以此方式排泄；二是肾外排泄，如被肠道内细

菌分解或经过皮肤汗腺等
排出。

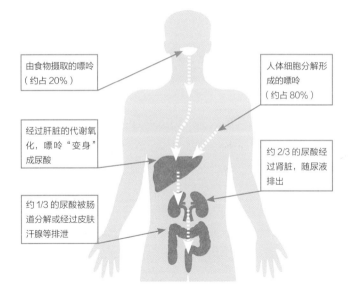

由食物摄取的嘌呤
（约占 20%）

人体细胞分解形
成的嘌呤
（约占 80%）

经过肝脏的代谢氧
化，嘌呤"变身"
成尿酸

约 2/3 的尿酸经
过肾脏，随尿液
排出

约 1/3 的尿酸被肠
道分解或经过皮肤
汗腺等排泄

● 尿酸是尿里的酸吗

很多人看到前面提及肾脏是尿酸排泄的主要排泄方式，就以为尿酸指的是尿液的酸
碱度。其实这是个"误会"，尿酸和尿液的酸碱度是两个截然不同的概念。

尿酸是人体内嘌呤化合物的最终代谢产物，基本上以尿酸单钠盐的游离形态存在于
血液中。人体的血液系统是尿酸的池子（尿酸池），当池子里的尿酸过多时，人体为了避
免结晶的形成，就会启动自我调节机制，把多余的尿酸运输到肾脏，使之随着尿液排出
体外。测定人体的尿酸水平，一般是通过抽血检测血清当中的尿酸含量，采用毫克 / 分升
（mg/dL）或微摩尔 / 升（μmol/L）这样的单位来表示。

尿液的酸碱度也就是尿常规 pH 值，反应的是肾脏调节体液酸碱平衡的能力。尿检
正常 pH 值是 5.0~8.0，平均值为 6.0，也就是说正常尿液呈弱酸性。一个人尿液的酸碱
度和饮食有着很大的关系：如果饮食中的蛋白质比较多，在身体内分解后可产生酸性物质，
这些物质通过肾脏排出后就会导致尿液呈现为酸性；如果饮食多以蔬果等素食为主，尿
液多呈碱性。

尿酸高起来，该怎么办

正常情况下，人体内的尿酸总量平均为 1200 毫克，平均每天新生成尿酸约 700 毫克，排出约 700 毫克，保持着动态平衡。如果尿酸生成得多，排泄得少，平衡被打破，就会使血液中的尿酸水平升高。

● 尿酸多高算高

不同的人对于尿酸的要求不一样。一般来说，在正常嘌呤饮食状态下，非同一天两次空腹测得的血尿酸水平，如果男性和绝经后女性的高于 420 微摩尔 / 升，绝经前女性高于 360 微摩尔 / 升，就可诊断为高尿酸血症。

● 尿酸为什么会升高

血液中尿酸浓度会超标，无外乎两点：一是生成过多；二是排泄减少。这是导致尿酸升高的基本机制。

尿酸生成过多

尿酸是嘌呤的代谢产物，来源分外源性和内源性。人体的外源性尿酸全部来自于饮食。高嘌呤食物进入人体后，经过消化吸收以及肝脏的氧化分解后，就会直接生成尿酸。长期摄入高嘌呤食物可导致人体尿酸含量持续增高。

内源性尿酸来自细胞分解，占人体总尿酸的 80% 左右，比重远超摄入高嘌呤食物而形成的尿酸。内源性尿酸是人体在代谢过程中自己产生的，也就意味着尿酸的升高很可能是因为人体自身出了问题：

◎ 嘌呤"变身"成尿酸，需要在肝脏中进行"处理"，这是一个复杂的过程，需要一系列酶的参与。这些酶大致分为两类：一类促进尿酸生成，一类抑制尿酸生成。正常情况下，这两类酶保持着一种微妙的平衡，以使人体生成的尿酸维持在一定范围。但是，如果前者作用强于后者，或者后者缺失，就会导致人体内尿酸升高。

◎ 患有各种核酸代谢亢进、细胞增殖或破坏加速的疾病，如白血病、溶血性贫血、多发性骨髓瘤或淋巴瘤、心肌梗死、银屑病等，也有可能导致体内嘌呤过多，导致尿酸升高。尤其是恶性肿瘤患者，在进行化疗或放疗治疗时，随着肿瘤细胞以及部分健康细胞被大量分解破坏，细胞中的嘌呤被"释放"，也会导致体内尿酸水平急剧上升。

尿酸排泄减少

健康人体内尿酸生成和排泄的量是大致相等的，如果尿酸的处理速度慢了，也会影响到尿酸的浓度。我们身体里约有2/3的尿酸要通过血液经过肾脏的过滤，然后再通过尿液排出体外。所以，当患有肾脏疾病而导致肾功能下降时，就不能很好地过滤血液中的尿酸，尿酸就会在身体里越堆越多，最后形成结晶而引发痛风。

名医小课堂

吃药也可能吃出高尿酸

尿酸生成和排泄之间的平衡，决定了人体血液中尿酸的水平，而某些药物具有促进内源性尿酸生成或者影响肾功能、减少尿酸排泄的作用，从而使人体内尿酸水平升高。例如：利尿剂、吡嗪酰胺、乙胺丁醇、异烟肼等抗结核药，硫唑嘌呤、硫鸟嘌呤等肿瘤化疗药物，环孢素等免疫抑制剂，以及含有马兜铃酸等成分的中草药等。

一般情况下，药物引起的尿酸升高不需要特殊处理，可以通过多喝水、多上厕所以促进尿酸排泄，必要时在医生的指导下服用碱化尿液的药物或降尿酸药物。

● 尿酸升高了怎么办

尿酸升高了，我们需要"节源开流"，把尿酸降下来。

"节源"方面，就是尽量减少尿酸的产生。对于因为身体代谢问题或疾病因素引起的内源性尿酸生成过多，则需要到医院进行治疗。相对而言，我们比较容易做到的就是少吃高嘌呤食物，以减少外源性尿酸的产生。虽然外源性尿酸只占人体总尿酸的20%左右，但其对降低人体血液中尿酸水平以及预防痛风有着重要的意义。

"开流"方面，就是促进尿酸的排泄。我们从前面的知识了解到，肾功能的好坏会影响到尿酸的排泄，所以促进尿酸排泄，增强肾功能是关键。必要时在医生的指导下用药，以增加尿酸的溶解度，或者抑制肾小管对尿酸的重吸收，增加肾小球对尿酸的滤过，达到"开流"的目的。另外，还有一部分尿酸经过肠道菌群分解后随粪便排泄的，因此肠道菌群失调的朋友，合理地调节肠道功能，也有助于实现"开流"。

痛风与高尿酸血症的关系

尿酸过高是导致痛风的罪魁祸首。其实，从尿酸高到痛风发作，有一段无症状高尿酸血症的过渡期，并且血液中尿酸水平越高，持续时间越长，发展成痛风的概率就越大。

● 高尿酸血症不等于痛风

很多人误以为高尿酸等同于痛风，因而一看到自己某次检查的尿酸水平升高，就盲目地寻医问药，甚至偏信未被证实的偏方。实际上，大可不必如此紧张，高尿酸血症并不等同于痛风。

为什么说高尿酸血症不等同于痛风呢？我们需要了解痛风的形成过程。

痛风形成的过程

1. 关节内沉积尿酸盐结晶
血液中尿酸浓度超过血液的最大溶解度，以尿酸盐结晶的形式析出，在关节腔、皮下和肾脏等组织中沉积，这是痛风形成的条件之一。

2. 自然免疫系统被激活，诱发炎症反应
沉积在关节软组织中的尿酸盐结晶，受某些条件的刺激而从关节软组织中脱落，可与补体和免疫球蛋白结合（补体和免疫球蛋白是人体免疫系统的重要组成部分），形成炎性的尿酸钠结晶。当炎性尿酸盐结晶被人体免疫系统识别、吞噬，就会引发急慢性炎症反应和组织损伤，也就是痛风。

因为个人体质差异，有的高尿酸血症患者尿酸水平虽然异常升高，却不容易形成尿酸盐结晶。没有结晶析出，痛风也就无从谈起。这种尿酸水平异常升高，却没有痛风发作和其他症状发生的状态，又叫无症状高尿酸血症。这种状态有可能长期存在，也有可能随着尿酸浓度持续升高而发展成痛风。

● 痛风是高尿酸血症持续的结果

虽然高尿酸血症并不等同于痛风，但尿酸浓度长期持续升高，就有可能超过血液中尿酸盐的饱和度，造成结晶形成而导致痛风。尤其是无症状高尿酸血症，在某些条件的激发下，如过度劳累、酗酒、高嘌呤饮食、局部受凉等，都有可能导致尿酸水平急剧波动，而导致尿酸盐结晶形成，引发痛风。

高尿酸血症的危害不限于痛风发作，还可损害肾脏，损伤血管，加剧动脉硬化等。这也是很多高尿酸血症者虽然没有出现痛风，却患有肾病、冠心病、高血压等疾病的原因。

什么人容易被痛风盯上

曾经中老年人是痛风偏爱的人群，但随着生活饮食习惯的改变，越来越多的年轻人成为痛风的"预备役"人群。尤其是以下几类人群，要小心被痛风缠上：

● "管不住嘴"的人

经常吃辛辣刺激、高糖、高嘌呤、高蛋白、高脂肪等食物的人群一定要注意了，这些食物是痛风的最爱，它们是嘌呤的重要来源，也是引发痛风的重要因素。

● 有痛风家族病史的人

◎ 原发性痛风中有一部分患者因为某种遗传性缺陷而发病。

◎ 一家人共同生活，子女很容易"遗传"到父母的生活饮食习惯，例如：父母爱吃高嘌呤、高蛋白、高脂肪的食物，子女也跟着吃，长期下去可影响机体代谢，增加患痛风的风险。

● 中年男性和绝经后女性

研究发现，雌激素可增加尿酸清除率，促进尿酸排泄；雄激素有抑制尿酸排泄、促使尿酸盐沉淀的作用。另外，男性可能比女性有更多不良的生活习惯，如作息不规律、经常抽烟酗酒、高蛋白饮食等，都有可能造成体内嘌呤代谢紊乱或影响尿酸的排泄，增加患痛风的风险。另外，绝经后的女性，随着体内雌激素下降、雄激素上升，也容易被痛风缠上。

● "工作狂"

很多"工作狂"加班熬夜是常态，严重缺乏运动，而且饮食不规律，应酬多，经常吸烟喝酒，再加上精神压力大，很容易出现尿酸代谢紊乱、异常的情况。

● 肥胖的人

很多肥胖者日常饮食主要以海鲜、动

物内脏、啤酒等高嘌呤食物为主，而且食量也大，摄入的嘌呤也多，尿酸也就生成得多。由于身体里脂肪过多，肥胖者新陈代谢中核酸的总量也较多，这意味着肥胖者体内的内源性尿酸也生成得多。另外，肥胖还容易产生胰岛素抵抗或肾脏血流量减少，影响到尿酸的排泄。这些尿酸在身体里越来越多，最终成为痛风发作的"助推手"。

● 某些疾病患者

患有心脑血管疾病（高血压、动脉粥样硬化、冠心病、脑梗死等）、代谢性疾病（糖尿病、高脂血症）、肾结石等疾病的人群，以及曾发生过关节炎的中老年人，其疾病本身或治疗手段都有可能影响到尿酸的生成和排泄，所以这类人群需要警惕痛风发作的可能。

你离痛风到底有多远

从高尿酸到痛风形成，虽然早期并无明显症状，但它在静悄悄地破坏人体的健康。等到关节疼起来，走不了路时，它伤害的已经不仅仅是关节了，还有可能影响肾脏、血管甚至心脏。为了避免高尿酸进一步发展为痛风，甚至引发严重的并发症，我们应定时体检，以及时发现问题，及时诊治。

● 早期自我诊断的方法

痛风的早期诊断，最"简单粗暴"的方法就是进行血尿酸浓度测定，尤其是上一小节提及容易被痛风盯上的人群，应提高警惕，定期上医院检测血尿酸。即使血尿酸检查的结果是正常的，也不能掉以轻心，仍需要定期复查。

● 诊断痛风的基本检查

血清尿酸值测定

诊断痛风，血清尿酸值测定是必做的基本检查项目。

◎ **检测方法：** 抽取患者少量静脉血，由自动分析仪测得血清尿酸值。

◎ **注意事项：**

1. 空腹抽血，且在抽血前一天，应避免食用高嘌呤食物，忌酒。

2. 在抽血前1周，停服影响尿酸排泄的药物，如阿司匹林、利尿剂和部分降压药等，停药方式或服用替代药物请遵医嘱。

3. 抽血前避免剧烈运动，因为剧烈运动会使尿酸升高。

4. 血尿酸测定，需要非同一天的同一时间段，测定2次以上，取其平均值才能得到可靠的结果。

5. 对于可疑痛风患者，发作期1~2次血尿酸检测不高，并不能排除痛风诊断，需要多次反复检测。

尿尿酸值测定

人体内生成的尿酸，有2/3是通过尿液排泄的，所以检查尿液中的尿酸浓度，对了解体内尿酸的生成和排泄状况、初步判定高尿酸血症类型有重要意义。

◎ **检测方法：** 留取24小时的尿液，测定其中的尿酸含量。尿中尿酸排泄量小于4.8毫摩尔（800毫克，普通饮食）或小于3.6毫摩尔（600毫克，低嘌呤饮食）的，属于尿酸排泄不良型。如果尿酸排泄量大于4.8毫摩尔（800毫克，普通饮食）或3.6毫摩尔（600毫克，低嘌呤饮食）的，属于尿酸生成过多型。

◎ **注意事项：**

1. 24小时尿液收取方法：从早上7时或8时起，到第二天的早上7时或8时止，总共24小时的尿液都要完全收集至一个大容器之中。注意不要遗漏，以免影响尿液总量计算的准确性。

2. 收集尿液的容器需要放入防腐剂。

3. 留尿前几天起，应停用影响尿酸排泄的药物（停药方式或服用替代药物请遵医嘱），避免高嘌呤饮食。

4. 留尿前一天以及留尿当天，应避免剧烈运动、大量出汗等，以免影响结果的准确性。

5. 留尿期间，不要喝咖啡、茶、可可饮料以及吃维生素C、小苏打。

除了血清和尿液的尿酸测定，有的人还需要做关节腔穿刺检查、超声检查、X线检查等，具体请遵医嘱。

痛风到底有多"痛"

都说："牙疼不是病，疼起来真要命。"其实还有一种疼痛，疼起来比牙疼还厉害，那就是痛风。痛风急性发作时，最明显的症状就是"痛"。

◎ **发作很突然**：很多患者发作前没有明显征兆，或者是仅有疲乏、关节微微刺痛等容易被忽略的感觉。

◎ **很会挑时间**：经常选择深夜发作，患者常常被疼痛惊醒，并且疼痛进行性加剧，在发作后的 12 小时左右达到高峰，患者可感觉到撕裂样、刀割样或咬噬样疼痛。这种"痛"让很多患者"刻骨铭心"。

◎ **很会挑地方**：多发生在大脚趾，还可波及脚背、脚后跟、脚踝、膝盖、手腕关节、肘关节等部位，首次发作时多侵犯单关节，以后再次发作时可能会多个关节一起痛。疼痛部位及周围组织还伴有红肿、热胀以及功能受限等问题，部分患者可能出现发热、寒战、头痛、心悸和恶心等症状。

◎ **持续时间不固定**：有的可能一天内恢复，有的持续好几天，也有的几个星期疼痛才消失。

这种"痛"的发生，其实是受某些条件的刺激，沉积在关节软组织中的尿酸盐结晶趁机跑出来捣乱，被中性粒细胞或滑膜细胞吞噬而引起急性炎症，也就是痛风急性发作。当人体内的环境平稳下来，这些结晶也就安分下来，所以疼痛就会减退或消失。

需要注意的是，这些结晶并不会消失，而是继续潜伏在人体的关节软组织之中，如果人体内环境再次波动，它们还会出来"作妖"。

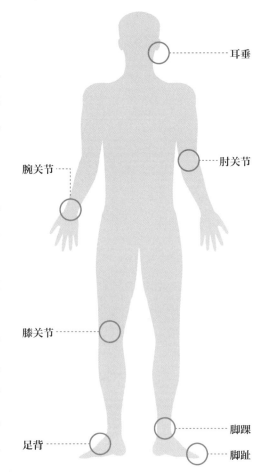

为什么有的人痛风反复发作

吴经理今年 40 岁，是一名采购经理，平时经常在外出差，应酬也多。两个月前他因为左边脚趾关节肿痛去医院检查，被诊断为痛风。吴经理按照医嘱吃了两天药，疼痛很快就消失了。他以为自己的痛风好了，又开启了"出差＋应酬"的模式，结果没几天左边脚趾关节又痛了起来，而且比上次还厉害，去医院检查说是痛风复发，这让他很纳闷："上次不是已经好了吗？怎么会复发呢？"

痛风急性发作后进入间歇期，此时患者一般没有什么不适症状，和正常人一样，于是有些患者像吴经理一样，误以为痛风好了，或者放松了警惕，又开始胡吃海喝，继而导致痛风反复发作。

研究发现，在血尿酸水平相对平稳的状态下，沉积在关节软组织中的尿酸盐结晶也相对"安分"，平时并无急性炎症，而当血尿酸陡然升高或降低时，可促使尿酸盐结晶脱落，被中性粒细胞或滑膜细胞吞噬而引起急性炎症，也就是痛风发作。而高嘌呤饮食、酗酒、关节创伤、服用某些药物等因素，都可导致人体局部代谢发生变化，造成血尿酸水平急剧波动。这也是许多痛风患者病情反复发作的原因。

高嘌呤饮食
在间歇期经常吃动物内脏、肥肉、海鲜等高嘌呤、高蛋白食物，以及很少喝水等，都有可能导致人体血尿酸水平迅速升高，尿酸盐沉积过多而引起痛风复发。

大量饮酒
患者如果在间歇期大量饮酒，痛风大多会复发，因为酒精可抑制尿酸的排泄，而且饮酒时如果吃一些高嘌呤食物，也会导致体内尿酸水平升高，增加痛风反复发作的概率。

关节部位受凉
身体尤其是关节部位受凉，可使肤温降低而不利于尿酸的溶解，加上关节受凉可使局部血管发生痉挛性收缩、血液循环不良，从而诱发痛风发作。

痛风反复发作的诱因

痛风部位受伤
痛风部位受到摩擦、挤压等外力作用，容易造成结缔组织损伤，使尿酸盐结晶释放入关节腔的滑液内而诱发痛风。

服用某些药物
部分降压药、利尿剂等药物可使尿酸水平升高而加大痛风发作的概率。

治疗方法不当
有些痛风患者在疼痛减退后就自行停药，或者盲目听信偏方而自行用药，都有可能使尿酸水平发生波动而诱发痛风复发。

痛风长期发展的后果

痛风之"痛"让很多患者刻骨铭心，但痛风痛的不仅仅是关节，如果不及时将尿酸控制在一定范围，极有可能出现严重的后果。

● 痛风的"发展历程"

按照病情的严重程度，痛风一般分为四个阶段：

第一阶段：高尿酸血症期
患者除了尿酸升高，没有明显的症状。也有部分患者出现轻微腰痛、关节胀痛、小便异常等表现，但因症状不明显、对生活影响不大而被忽略。

第二阶段：痛风早期
尿酸持续升高，可导致急性痛风性关节炎，也就是我们在上一小节提到的痛风急性发作。急性发作的症状消失后进入间歇期，患者看起来没什么症状，但实际上尿酸结晶依旧在人体内"潜伏"，如果受刺激反复发作，可使关节变得肿胀僵硬、屈伸不利。

第三阶段：痛风中期
间歇期越来越短，发作持续时间越来越长，疼痛的范围扩大，从一个关节逐渐波及脚背、脚踝、膝关节、手腕关节、肘关节等。在反复发作的慢性炎症过程中，尿酸不断沉积，逐渐形成结石一样的结节，也就是痛风石。

第四阶段：痛风晚期
身上出现痛风石的部位增多，体积增大，还容易破溃流出白色尿酸盐结晶。因为痛风石的入侵，患者关节畸形日益严重，甚至发展成永久性畸形，使患者的日常生活受到很大影响。另外，尿酸盐结晶还有可能沉积在肾脏，形成肾结石。随着病程的发展，还有可能使患者出现不可逆转的肾功能衰竭。

● 痛风石：症状严重的标志

痛风石出现，是疾病进入严重状态的信号，如果继续放任病程发展，不仅身体里大大小小的关节、软骨长有"石头"，就连内脏器官也有可能被"攻占"。

什么是痛风石

痛风石其实是尿酸盐结晶在关节软骨、骨质、滑膜、肌腱和皮下组织沉积，引起慢性异物样反应，周围被巨噬细胞包裹而形成的结节。痛风结节一般质地偏硬，形状像圆形的石子，所以又叫"痛风石"。

从高尿酸到痛风石形成，一般需要经过10年左右的时间。通常血尿酸水平越高，持续时间越长，形成痛风石的概率也就越高。

痛风石最喜欢待的地方

人体中，除了有血脑屏障保护的神经系统外，其他任何组织或器官都有可能发生痛风石，尤其是以下部位，特别受痛风石"青睐"：

◎ **人体的关节内和关节周围的组织**：关节软骨、滑膜、骨骼、肌腱、韧带、关节囊等；

◎ **人体四肢大小关节**：膝关节、肘关节、趾关节、踝关节、脚背、手指关节、手腕关节、手腕等；

◎ **人体上的软骨部位**：多见于耳郭，也有少数患者鼻软骨出现痛风石。

痛风石要积极治疗

痛风石作为一种异物存在于人体，不仅会影响美观，而且随着痛风石的不断增大，可使表面的皮肤变薄、变弱，容易被磨破形成瘘管，流出牙膏状的白色结晶，经久不愈。同时，痛风石还会侵蚀骨质，骨骼畸形和严重的功能障碍。

为了避免痛风石产生的严重后果，在早期发现小的痛风石时，就要积极治疗。因为这时候的痛风石形成时间较短，"根基未稳"，还处于可溶解的时期，如果能使血清尿酸水平长期处于正常范围内，可有望使痛风石消散。

痛风石出现后，如果处理不及时，尿酸水平控制不佳，则会使痛风石不断增大，其内部可能发生纤维化和钙化，那就只能通过手术切除了。

● 痛风肾：肾脏之"痛"

痛风如果不加以控制，疼痛的不仅是关节，还有尿酸的主要"出口"——肾脏。痛风的肾脏病变主要有以下类型：

慢性痛风性肾病

长期的高尿酸血症可使尿酸盐结晶在肾脏组织沉积，继而导致肾脏慢性的间质性炎症，引起肾小管损伤变形以及纤维化、硬化，进而影响肾小球，发生慢性肾小球肾炎。随着病情的恶化，患者可能会出现肾性高血压、肾功能不全，甚至发展为慢性肾衰竭。

肾脏属于"忍耐力"极强的脏器，发生病变的早期可能没有表现出症状。当肾脏的功能进一步受到损害时，可能会使人有夜间尿多尿频、尿中有泡沫或血样、腰痛、水肿等现象。痛风患者如果出现上述症状，一定要警惕，有可能是肾脏受到伤害而发出的信号。

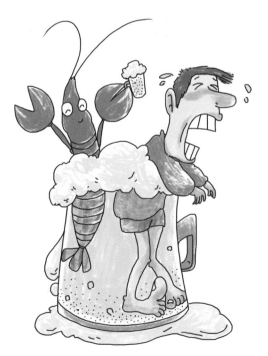

急性尿酸性肾病

当人体内的尿酸突然增多，大量从肾脏排泄时，可使尿酸结晶在肾小管、集合管、肾盂、下尿路等部位急剧沉积，导致尿路阻塞，使患者出现腰痛、尿量急剧减少或无尿、代谢性酸中毒、水肿，甚至急性肾功能衰竭等现象。

急性尿酸性肾病多见于继发性痛风患者。所谓继发性痛风，主要是由肾脏病、血液病、服用某种药物、肿瘤放射治疗和药物治疗等因素，使尿酸生成过高或排泄减少所致。

尿酸结石

尿酸盐结晶不仅可沉积在关节上形成痛风石，还有可能沉淀在肾脏组织中，逐渐堵塞肾小管、肾盂、输尿管、膀胱等排尿的通道，形成肾结石、输尿管结石、膀胱结石等泌尿系统结石。尿酸结石常常比较小，可随尿液排出，但也有部分结石体积较大，可引起尿路梗阻，引发肾绞痛、血尿、肾盂肾炎、肾盂积水等病症。如果不及时治疗，时间长了亦可影响肾功能。

● 痛风的"狐朋狗友"们

我们的身体就像一台精密的仪器，某个零件出了问题，可能会"牵一发而动全身"，引发其他的问题。就拿痛风来说，它在人体里捣乱的同时，可能会招来一帮"狐朋狗友"，和它一起"作恶"。

糖尿病：最喜欢和痛风"勾搭"的坏蛋

糖尿病这位"甜蜜的杀手"最喜欢和痛风一起"祸害"肾脏。它们之所以能"勾搭"在一起，不仅跟不良的饮食习惯有关，尿酸持续升高也会导致尿酸盐结晶沉积在胰岛细胞上，导致胰岛细胞损伤，使胰岛素分泌减少，还可影响胰岛素的敏感性，产生胰岛素抵抗，进一步发展为糖尿病。同时，胰岛素水平过高亦可影响尿酸的排泄，增加痛风患者的尿酸水平。

高血压：最喜欢和痛风"做伴"

研究发现，约有50%的痛风患者最后会发生高血压，而许多高血压患者往往也伴有高尿酸血症。除了前面提到的痛风导致的肾性高血压，尿酸盐结晶亦可沉积于血管壁中，对血管造成损伤，影响血管的舒张功能，使血压升高。需要注意的是，高血压治疗时，一些常用的降压药、利尿剂也会抑制尿酸的排泄，使尿酸升高。

高脂血症：痛风的"孪生姐妹"

痛风的形成与吃太多高脂肪、高嘌呤、高热量食物以及暴饮暴食等不良饮食习惯有密切关系，而这些不良的饮食习惯亦是引发高脂血症的重要因素。临床亦发现，高尿酸血症易伴发血脂异常，且三酰甘油升高程度与血尿酸水平呈正比。

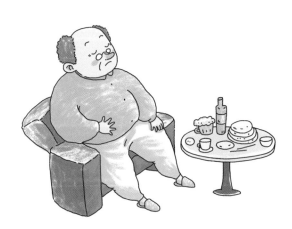

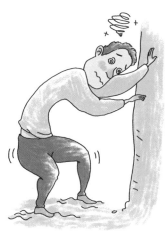

痛风是一种终身疾病吗

痛风之痛，硬汉子也苦不堪言。但痛风也来去如风，每次急性发作后，经过治疗，疼痛减退、红肿消失，这时患者几乎没有症状，于是放松警惕，可好景不长，没过多久痛风又"卷土重来"。这让很多患者心生疑惑：痛风是一种终身性的疾病吗？能不能根治？

在回答上述问题之前，我们先来捋一捋痛风是一种什么样的病。众所周知，尿酸水平的持续升高是导致痛风的罪魁祸首。但是，尿酸为什么会升高呢？前面的章节提到，原因在于尿酸生成得多、排泄得少。尿酸的生成和排泄都属于人体代谢的一部分，这个过程发生了异常，说明人体代谢出了问题。所以，痛风被归属为代谢性疾病。

我们从出生开始，无时无刻不在进行着新陈代谢，以满足生命活动的需求。也就是说，我们身体里看不见摸不着的代谢是不能停止的，这就意味着痛风一旦形成，就会一直存在。答案已经呼之欲出，痛风是一种终身性的疾病，而且很遗憾的是，目前没有某种药物能根治它。

在日常生活中，很多不好的习惯都是诱发痛风的因素，例如喝酒、嗜吃膏粱厚味、夏季过分贪凉对着空调猛吹、冬季要风度不要温度等。再加上生活和工作上的压力、运动的缺乏，使痛风找上门来。

虽然痛风无法根治，但它是可控的。痛风急性发作之后，经过治疗，症状得到间歇，会进入无症状的间歇期。这个间歇期可长可短，我们可以利用这个间歇期"大做文章"，例如合理的饮食、科学的运动和适当的药物治疗，把尿酸水平控制在合适的范围，使间歇期延长，同时也不容易出现各种严重的并发症。如果患者不能纠正不良的生活方式，又加上高龄、出现并发症、引起痛风的原发病不能治愈等，痛风很快就会找上门来，而间歇期越短，痛风发作频繁，对身体的危害也就越大。

总之，痛风虽然是一种终身性的疾病，但是可防可控，一切在于自己，只要勇敢地面对疾病，积极治疗和预防，定能将痛风的危害降到最低。

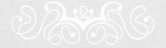

第二章

留意生活细节，稳住尿酸

俗话说："小细节大健康。"

生活中的一些小细节，

隐藏着让尿酸升高、痛风发作的"坑"，

例如熬夜、抽烟、喝酒、夏季贪凉等。

我们需要改变生活习惯，

避开入"坑"，

让尿酸水平稳稳当当的，

减少痛风"作怪"的机会。

远离让尿酸升高、痛风发作的不良生活习惯

随着生活水平的提高，出现痛风的人越来越多，其中不乏年轻人，这让很多人不解："年纪轻轻的，怎么就得痛风了呢？"其实，除了个人体质、遗传因素等原因外，年轻人患上痛风跟不良的生活习惯有很大关系。所以，控制好尿酸，预防痛风的发作，首先就要远离这些不良的生活习惯。

● 经常熬夜，痛风也来捣乱

在很多人看来，经常吃海鲜、大鱼大肉和动物内脏的人容易患上痛风。其实，诱发痛风的因素不仅仅是饮食那么简单，经常熬夜的人群也需要重视。长期睡眠不足，不仅容易导致肥胖，使肾脏受伤，激素水平受到影响，还有可能影响体内尿酸的合成和排泄，使尿酸盐结晶沉积，增加痛风发作的概率。

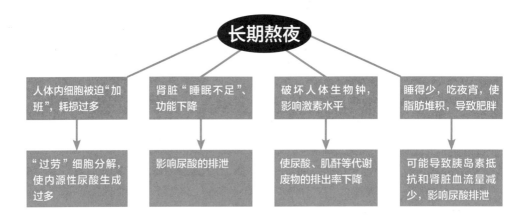

名医小课堂

预防痛风，要睡好子午觉

稳定尿酸水平，预防痛风，睡好觉很重要。每天子时（晚上 23 点至凌晨 1 点）进入熟睡状态，午时（中午 11 点至下午 13 点）适当午休，可使各器官组织得以"休养生息"，对维持血尿酸水平稳定、促进尿酸排泄有重要意义。

● 过度劳累，不仅累还痛

年轻的痛风患者小李最近乔迁新居，为了节省开销，他决定自己当"搬运工"。先将物品收拾装箱，接着搬上车、搬下车，又开箱归置各种物品、打扫卫生，一连忙了 3 天。看着干净整齐的新家，小李累并快乐着。但快乐没持续多久，在新家睡的第一个晚上，小李就在剧痛中惊醒了。

过度劳累也容易诱发痛风。临床发现，很多痛风患者通常是在连续加班干活、长期出差或者进行大量体力活的情况下，因为过度疲劳而引起痛风发作。小李就是典型的例子。

研究发现，过度劳累可导致人体的神经调节紊乱，体表以及内脏血管收缩，其中也包括肾血管收缩。肾脏是尿酸的主要排泄途径，而肾血管收缩可影响肾血流量，使肾小球过滤减少、人体尿量变少，从而使尿酸排泄减少，体内的尿酸水平升高。

另外，人体的关节就像一部机器，长时间"工作"容易导致磨损，而尿酸是"欺软怕硬"的，最喜欢往这样的关节上沉积。过度劳累，尤其是长时间进行体力劳动，容易导致局部损伤，使沉积的尿酸盐结晶脱落而导致痛风发作。

名医小课堂

对付过度劳累的"小心机"

预防痛风发作，平时应注意劳逸结合，保证充足的休息。如果实在避免不了要加班干活，可用一些"小心机"来减少痛风发作的概率：

◎ 多喝水：尿酸主要通过肾脏以尿液的形式排出。多喝水，多上厕所，能增加尿酸的排泄。

◎ 热水泡脚：平时不怎么劳动的人，突然要进行较长时间的体力劳动，可在睡前用热水泡泡脚，有促进血液循环、促进尿酸溶解的作用。

● 经常吸烟，伤肺又伤肾

吸烟有害健康，这是每个人都知道的事，但许多人认为吸烟只对口腔、咽喉、肺脏有害，其实不然，吸烟也会伤肾：香烟燃烧所产生的有毒物质被吸入体内，可直接伤害肾脏细胞，进而损伤肾功能；吸烟可刺激神经兴奋功能，使血压升高，血管收缩，也会给肾脏带来负担。而人体内肾功能的好坏，可直接影响到尿酸的排泄。这也是痛风患者就诊时，医生叮嘱要戒烟的原因。

心情好，尿酸高不起来

人们常说："心情好，病就好了一半。"保持心境平和、心情愉悦，对稳定尿酸水平、预防痛风发作也很有好处。

● 急性子容易急出痛风

痛风爱找急性子的人，主要跟他们一点就着的脾气有关。

经常生气，尿酸难稳定

生气发火会使人交感神经高度兴奋，使人处于应激状态。这种情绪的刺激会导致人体内分泌功能紊乱，尿酸代谢异常，使尿酸浓度上升，诱发痛风。另外，有一部分人一生气就暴饮暴食，这种行为很容易导致外源性嘌呤摄入过多，对于尿酸的控制也是不利的。生活中很多急性子的人常常因为一点儿小事就生气发火，这无疑是为痛风的形成和发展埋下伏笔。

少生气，少生病

俗话说："病会找人。"经常生气发火的人，不单是影响体内的尿酸水平，还有可能伤肝、伤胃，引发高血压、糖尿病、心脏病等。所以，平时我们需要保持心境平和，尤其是急性子的人，要少生气少发火。那么，怎么控制自己的脾气，让自己少生气呢？

◎ **转变心态：** 容易生气的人往往对小事很在意，或者对别人做的事情不满意，所以避免生气很重要的一点，就是要转变心态，对于一些小事不用太在意，告诉自己不要强制别人做到你给他设定的样子。

◎ **自我反省：** 经常生气的人不妨试着回想一下以前"惹"自己生气的事情，看看发火是否有必要。经过回忆，你可能会发现很多事情不值得发火，甚至自己因为这些事情发火还有些好笑。

◎ **发火前深呼吸：** 发火之前，要立即想到这是在伤害自己的健康，然后做一做深呼吸，让自己放松下来，避免正面冲突。当心里的气降下来时，试着对自己生气的原因进行分析和客观评价，看看自己有没有责任，生气有没有必要。

◎ **吃清肝火的食物：** 容易生气的人大多肝火旺，平时可以多吃清肝火的食物进行调理，例如芹菜、茼蒿、西红柿、萝卜等。

● 给自己减压，让尿酸降下来

现在得痛风的年轻人越来越多，除了遗传、胡吃海喝、不良的生活习惯等因素外，还跟年轻人面对的精神压力有关。研究发现，机体长期承受紧张、焦虑等精神压力，不但影响肝、肾等器官的功能，使尿酸、尿素氮、肌酐等代谢废物的排出下降，而且还可导致免疫功能紊乱。临床资料也显示，痛风稳定期患者遭受较大的心理刺激时，也容易诱发痛风急性发作。所以，适度释放压力、保持积极乐观的情绪尤为重要。

培养兴趣爱好，修身养性

培养兴趣爱好，例如练字、画画、音乐等，对调节情绪、提升个人修养有很好的帮助。精神过度紧张或疲劳时，可以放松身体，采取一个自己觉得舒服的姿势（坐姿或睡姿），选择听一些轻松、美妙的音乐，或者是自己喜欢的音乐，让自己的情绪平静下来。心中有闷气时，也可以唱歌，通过音乐把心里的不快"吼"出来。

慢下来，让大脑放空

对于压力过大、经常紧张焦虑的人来说，生活节奏慢下来很有必要。当工作压力过大时，不妨给自己独处的空间，关掉手机，闭上眼睛，放空大脑，让大脑得到充分的休息。或者是在精神疲惫不堪时，立即停下手头的工作，让自己闭目养神，放松一下。

笑一笑，最能解压

笑能触发人体内啡肽的分泌和释放，内啡肽被称为"一种自我感觉良好的荷尔蒙"，不仅能使人感觉心情舒畅，还有扩张血管、促进免疫系统功能等作用。所以我们平时不妨多笑一笑。感觉压力大、身心疲惫时，看看笑话，或者好玩的短视频、综艺节目，让自己笑起来。

哭一哭，减压又排毒

哭是一种生理现象，通过哭泣流泪，可以把心中的不良情绪尽快地发泄出去，以便尽快地恢复心理平衡。同时，哭还有排毒的作用。人在紧张压抑时，身体会产生一些有害的物质，这些物质聚集于体内，可对身体产生不利的影响，所以难受、委屈、压抑时，就干脆哭出来，既间歇了情绪，又能帮助排毒。

让自己的朋友多起来

性格内向的人遇到不顺心的事情，常常郁积于心，不肯向人吐露，从而陷于焦虑、苦闷之中不能自拔。建议性格内向的人不妨多参与集体活动，扩大社交圈，让自己的朋友多起来。不要把自己的苦闷总藏在心中，可以在适当的时候向亲人、朋友倾诉。倾诉也是一种正向的发泄。

关注季节变化，根据季节做好防护

痛风发作，用一个字来形容，那就是——痛！痛风之痛，让人刻骨铭心，甚至很多硬汉都扛不下来。最让人苦不堪言的是，痛风一年四季都有可能发作，而且一年四季因气候不同，人们的生活习惯、饮食方式也随之改变，所以每个季节痛风发作的因素也有差异。所以，我们一年四季都不能放松警惕，要做好防护工作，尽可能地防止痛风发作。

● 春季气候多变，要防寒防潮

春季气候多变，是痛风发作的"旺季"。在春季，痛风患者需要注意以下方面：

乍暖还寒，穿衣要捂一捂

痛风怕冷，一是人体遇冷后会导致体内血管收缩，影响到尿酸的排泄，使体内尿酸水平升高而诱发痛风；二是关节受冷后，会影响尿酸的溶解，使尿酸盐结晶更容易沉积于此处而导致痛风复发，甚至使关节红肿热痛等不适症状更加严重。

由冬到春，乍暖还寒，气温变化大，春季我们需要捂一捂，尤其是高尿酸症人群以及痛风患者。那么，春季应该重点"捂"哪些地方呢？

◎ **捂大小关节：** 人的双手和双脚远离心脏，血液供应相对不足，本身的温度也比其他部位偏低，因而这些部位更容易沉积尿酸盐结晶而发生痛风，所以春季要注意这些部位的保暖。

◎ **捂腰腹部位：** 腰腹内联肝、肾、脾、

肺等脏器，如果受凉也会影响到这些脏器的功能，不仅不利于尿酸的代谢，还有可能引起胃肠功能紊乱。

适度锻炼，好心情好体魄

春季天气逐渐回暖，外出踏青不但有助于提升体内温度，促进尿酸盐溶解，还能间歇冬季的压抑心情。所以春天来了，天气好时不妨到户外走一走。

另外，适当进行快走、打太极拳、登山、放风筝等运动，既能让人享受大自然的风光，放松心情，也能锻炼体魄，促进血液循环，对预防痛风发作也大有裨益。

合理饮食，养脾胃防痛风

春季饮食应尽量避免吃生冷、过硬、过热和过于刺激性的食物，尤其是生冷食物、凉菜、冷饮，它们不仅容易对脾胃造

成刺激，引起腹泻、腹痛，还可导致人体血管收缩，对尿酸的控制不利。平日饮食应以温、软、素、淡为宜，定时定量，少吃多餐，忌暴饮暴食、饮食不规律。

● 夏季要少喝啤酒，切莫贪凉

痛风怕冷，夏季天气热了就可以高枕无忧了呢？答案是否定的，夏季有自己的特点，如果不注意也容易诱发痛风。

小心高嘌呤饮食的"坑"

夏季预防痛风，宜少吃烧烤，不喝啤酒，多吃青菜。青菜味道清淡鲜香而不油腻，嘌呤含量低，又富含膳食纤维，常吃有助于体内尿酸水平的稳定，还能起到清胃火、防便秘的作用。

多喝水，解渴防痛风

身体里大部分的尿酸要通过肾脏，以尿液的方式排泄。夏季气温高，人体出汗多，尿液也会随之减少，从而导致血尿酸浓度增加。所以，多喝水是夏季预防痛风的重点之一。

切莫贪凉招来痛风

夏季天气闷热潮湿，很多人一味贪凉而狂吃冷饮、猛吹空调。痛风怕冷，上面这些行为无疑是在"召唤"痛风快点儿来，所以我们应避开这些消暑误区。我们可以通过一些"小心机"来防暑热、防痛风：

◎办公室里夏季通常白天都会开空调，我们可以常备一件外套或薄毯子，防止受凉，尤其要重点"保护"以前发作过的部位。不要离空调出风口太近，冷风刺激可加速尿酸盐沉积而刺激炎症发生。

◎没事时双手相互搓一搓，用一手的手掌去搓另一只手的手背，或者用脚趾做抓地的动作，以促进手指、脚趾关节的血液循环，对预防尿酸盐结晶沉积、痛风发作有好处。

◎少吃冷饮，可以适当喝一些温热的茶水，既能解渴，又能补水。

◎不要洗冷水澡。冷水刺激可导致血管收缩，影响尿酸的排泄。建议晚上睡前用温水冲澡，既能保护关节，又能解乏、促进睡眠。

运动注意适度

夏季衣着轻便，洗浴方便，不少人喜欢在夏季做健身运动。适度运动对提高代谢能力、促进尿酸排泄与溶解有益处，但过量运动或剧烈运动则会产生过多的有机酸，影响尿酸的排泄，从而不利于预防痛风。所以，夏季运动一定要注意适量适度，建议选择适合自己的有氧运动，并在运动过程中注意及时补充水分。

● 秋季由热渐冷，"贴秋膘""秋冻"要谨慎

秋季也是痛风高发的季节，为避免痛风发作，应注意以下方面：

"贴秋膘"收着来

进了立秋，天气逐渐凉爽，食欲大增，总想吃点好的，把夏季因天气炎热胃口不佳而"错过"的补回来，而补的办法就是"贴秋膘"，这样难免会吃进去不少高嘌呤、高脂肪、高热量的食物，导致血尿酸水平上升，进而诱发痛风。所以，"贴秋膘"一定要有度，尤其是痛风患者，要收着来。

首先，痛风患者需要清楚哪些食物能吃，哪些食物不能吃。例如动物内脏、浓肉汤、海鲜等高嘌呤食物，以及咖喱、芥末、辣椒等辛辣刺激性食物都可能会使尿酸升高，"贴秋膘"时要尽量避免食用。应季的蔬菜瓜果含有丰富的维生素C、膳食纤维、矿物质等成分，宜适当食用。

另外，可以适当吃一些补脾润肺的食物。莲藕、豆芽、黄瓜、茄子、山楂等食物可滋阴润肺，又能助脾胃消化吸收，对补充人体元气、提高免疫力和代谢能力有助益。

"秋冻"要适当

民间有"春捂秋冻，不生杂病"的谚语。"秋冻"不能简单地理解为"遇冷不加衣"。初秋，暑热未尽，凉风时至，当天气骤然变冷时，一定要适当增衣，否则不但不能预防疾病，反而会招灾惹病。"秋冻"的另

外一层意思是，晚秋可适当拖延增加衣服的时间，但要以自己能耐受为限度。

需要注意的是，痛风患者要注意关节部位的保暖，尤其是下肢关节和脚趾关节等经常复发的部位。

调整心态防悲秋

秋凉一至，自然界花木凋零，万物萧条，容易使人触景生情，出现情绪低落、凄楚伤感、失眠多梦、少气乏力等"悲秋"综合征。不良的心理因素又是痛风的重要诱因，因此痛风患者要注意防"悲秋"。

◎ **秋练：**可在天气晴朗时，到公园散步慢跑，或外出秋游、登高远眺，或者和亲朋好友一起游泳等，有助于间歇悲秋情绪，提升代谢能力，促进尿酸盐溶解。

◎ **秋眠：**保持充足睡眠，睡好"子午觉"，即晚上11点之前要进入梦乡，中午睡半小时左右的午觉，这对预防悲秋、调理人体内环境有很大的帮助。

◎ **秋乐：**平时多和亲朋好友交心、游玩，通过各种活动让自己开心，赶走悲秋情绪。也可以看些好玩的书或电视剧，让自己开怀大笑，把郁闷悲伤情绪疏散开来。

◎ **秋晒：**天气晴好时适当晒晒太阳，既有助于改善悲秋情绪，对促进血液循环和促进尿酸盐溶解都有好处。

● 冬季防痛风，防寒保暖很重要

冬季天寒地冻，痛风也来凑热闹，时不时发作，让患者苦不堪言。那么，冬季如何预防痛风发作呢？

痛风怕冷，冬季一定要穿得暖

在前面我们提及"痛风怕冷"，而冬季是一年之中气温最低的时期，所以这时预防痛风，防寒保暖是第一要务。防寒保暖最简单的方法就是穿得暖，不管你多爱美，在冬天，毛衣、羽绒服、毛背心、棉毛裤等都不能少。

另外，冬季还要特别注意腿脚保暖。因为腿脚部位的大小关节是痛风最喜欢"欺负"的对象，加上它们离心脏远，血流量少，更容易招来痛风，所以冬季尤其要注意腿脚保暖。可经常用温水泡脚，然后揉搓脚底的涌泉穴，以促进腿脚部位的血液循环。外出时要穿着舒适暖和的鞋袜。

晒太阳，让身体暖起来

太阳就像一把火，可以驱赶寒冷，让身体暖起来，使血液流动起来，所以到了冬季，不要总是"葛优躺"，天气晴好时多到外面活动活动，晒晒太阳。不过，冬季晒太阳也有点儿"讲究"：

◎**晒对时间：** 冬季日照时间短，强度也不似夏季那么强，所以建议晒太阳选择在上午9~11点，下午2~4点。时长可从5~10分钟起逐渐增加至30分钟左右。当然，

晒太阳的时间和时长也要以天气情况和个人身体而定。

◎**晒对部位：** 晒太阳的最佳部位为背部、手部及腿部，尤其是手部和腿部关节，冬季时多晒晒，对促进血液循环、预防尿酸盐结晶沉积很有帮助。

需要注意的是，晒太阳时身体的温度会升高，还可能会出汗，消耗掉身体里的一部分水分，所以晒太阳时最好带上水杯，时不时地喝上几口，以补充水分。另外，还要注意室内外的温差，适当增减衣物。

吃火锅要"悠着点儿"

如果说夏季的"危险品"是啤酒加烧烤，那冬季的"危险品"就是火锅了。火锅有三大特点：高嘌呤、高脂肪、高盐，这都是诱发痛风的危险因素。如果吃火锅时还要喝酒，那更是雪上加霜。所以，痛风患者面对火锅，一定要"悠着点儿"，最好是不吃。如果非要吃不可，建议选择清汤火锅，多吃蔬菜，少吃肉，远离酒品、饮料，多喝水，多以醋作为蘸料。

外出旅行时如何预防痛风发作

随着生活水平的提升,旅游已经成为我们生活的一部分。但是,有一个"奇怪"的现象,似乎痛风患者更容易在旅游时遭遇痛风急性发作,不仅影响了旅游的心情,而且就医麻烦,也影响到身体健康。

旅游时痛风易发作的因素

作息不规律:行程紧张,生活节奏被打乱	饮食不节:为赶行程而吃饭不规律,或不适应当地食物而随意吃点,或暴饮暴食	旅途劳累:搬运行李、长时间走动等使关节受损	气候因素:旅游地气候与出发地相差较大,刺激关节

那么,旅行时如何预防痛风发作呢? 我们需要把好两关:

把好出门关

◎ 旅行前,需要对痛风发病的可能性大小进行评估,例如近期是否出现过痛风急性发作,距离上次发作有多久,最近半年发病的频率;出发前检查尿酸水平;带齐降尿酸和抑制炎症的药物等。

◎ 规划好行程,尽量避免长线、多地、日常紧张劳累、野外探险、长时间自驾等路线。

◎ 提前了解目的地的气候情况,准备合适的衣物,保护好脚趾和足部。

◎ 准备轻便、带轮子的拉杆旅行箱,以避免途中长时间负重。

◎ 提前了解当地的医院情况以及就医流程。

把好出行关

◎ 三餐尽量规律,避免暴饮暴食;饮食清淡,多出蔬菜水果,蛋白质以鸡蛋、牛奶为主。

◎ 保证充足的饮水量,勤上厕所,不憋尿。

◎ 避免淋浴、光脚玩水、坐卧湿地,这些都有可能诱发痛风发作。

◎ 避免长时间坐着不动,尤其是自驾游时,长时间开车易造成下肢麻木、关节疲惫僵硬,应定时休息。

◎ 旅行中的各种安排要恰当而有节制,尽量减少爬山等运动量较大的活动;保证充足的睡眠,避免为赶行程而打破正常的生物钟。

痛风不同时期的注意事项

痛风在不同的时期有不同的表现，治疗和护理的方法也会有所差异。为减少痛风对健康的伤害，我们需要了解不同时期痛风患者需要注意的问题。

● 急性期的注意事项

痛风急性发作时，有条件的患者应立即到医院就诊，而且最好在痛风发作 24 小时内开始治疗。此外，发作期的患者还需要注意以下事项：

尽早治疗，遵医嘱用药

越早治疗，效果越佳，因此痛风急性发作后，患者应及时就医，尽早开始药物治疗，以快速间歇症状。痛风发作时可选的药物有非甾体抗炎药、秋水仙碱、糖皮质激素。

◎ 一般首选具有抗炎、镇痛作用的非甾体抗炎药，如布洛芬、依托考昔、双氯芬酸、萘普生等。

◎ 如果患者对非甾体抗炎药有禁忌，可使用具有终止痛风急性发作的特效药——秋水仙碱。

◎ 使用非甾体抗炎药和秋水仙碱后，治疗效果欠佳的，可考虑使用泼尼松、曲安奈德等糖皮质激素。

◎ 如果患者的症状较为严重，可能需要联合用药，如秋水仙碱＋糖皮质激素，或者秋水仙碱＋非甾体抗炎药。注意禁止将非甾体抗炎药和糖皮质激素联用，以免增加患者消化道出血的风险。

不论使用哪种药物，药物的用量、用法、疗程等，都要严格遵医嘱。

名医小课堂

急性期要降尿酸吗？

在痛风急性发作期加用降尿酸的药物，不但不能间歇症状，还有可能导致尿酸水平波动过大而促进尿酸在关节腔中沉淀结晶，诱发"转移性痛风"，导致原有症状加重。所以，痛风急性发作时，止痛是第一步。待痛风急性发作过去后，再根据血尿酸水平应用或调整降尿酸药物。如果患者之前一直在服用降尿酸药物，急性发作时可在医生的指导下继续服用。

多休息，适当冰敷

痛风急性发作后，患者应卧床休息，抬高患肢，以促进静脉血回流，减轻肿胀，避免受累关节负重。在疼痛间歇的72小时之后方可恢复活动。

如果红肿得很厉害，可局部冰敷降温，方法为用毛巾包住冰袋，冰敷于红肿胀痛的部位，每次20分钟，每次至少间隔30~60分钟。同时要注意：

◎ 痛风急性发作时切忌按摩和热敷。按摩和热敷会导致患者病变部位充血、水肿，非但不能止痛，反而会使疼痛加剧。

◎ 一般痛风急性发作24小时内冰敷有助于间歇局部疼痛，但冰敷时间不能太长，低温刺激可使血管收缩，血流减少，对尿酸水平的稳定也有不利影响。

严格控制饮食，多喝水、禁烟酒

◎ 痛风发作期，患者要严格低嘌呤饮食。避免食用海鲜、动物肝脏、鱼、肉汤、鸡汤等高嘌呤食物，忌辛辣刺激性食物。可适当食用低嘌呤的蔬菜水果，如冬瓜、黄瓜、白菜、土豆、胡萝卜、洋葱、莲藕、苹果、香蕉，以及牛奶等食物。最好使用煮、熬、烩、蒸的烹调方式，既可稀释食物中的嘌呤，又有助于营养的消化吸收。

◎ 多喝水，每天至少保证2500~3000毫升（5~6瓶矿泉水）的饮用量，尿量保持在2000毫升以上。饮水应选白开水，不宜饮用浓茶、咖啡、碳酸饮料、果汁等饮品。

◎ 禁烟禁酒。烟酒都可促进尿酸的合成，抑制尿酸的排泄，加重痛风的症状。

● 间歇期的注意事项

间歇期指的是痛风反复急性发作之间的一种间歇状态。一般在痛风急性发作，经过治疗后，人体就会和痛风"相安无事"，进入无症状间歇期。间歇期可长可短，少数患者没有再复发，但多数患者因为尿酸控制水平不理想而反复发作。

很多患者因为间歇期没有痛风症状而以为自己痊愈，于是恢复之前的生活状态，没有继续进行药物治疗，于是乎痛风很快就又登门了。其实，间歇期的调理和治疗也很重要。

遵医嘱服用药物

我们都知道，糖尿病和高血压需要长期服用药物进行控制，那痛风间歇期需不需要继续服用药物呢？每个人的病程发展、尿酸控制效果不一，是否服药需要因人而异。一般认为，痛风发作不多于2次/年，且尿酸水平控制良好、肾功能正常者，不需要继续服药，但需要时刻关注身体状态，一旦有关节痛的苗头，应及时就医以调整用药。对于痛风发作次数多于2次/年，且血尿酸水平偏高，存在肾功能损害的，则需要遵医嘱用药，以控制痛风反复发作，避免肾损害等并发症。

定期进行复查

间歇期虽然没有痛风的症状，但患者仍需定期复查。除了血常规、尿常规、肝功能、肾功能、血尿酸等基本辅助检查和常规的心肺查体外，还需要注意耳郭、肘关节、指关节、膝关节等是否出现痛风石。医生会根据检查的结果，适时调整治疗方案和用药情况，尽可能地将痛风对患者的身体损害降到最低。

重视饮食，合理运动

在痛风急性期，患者需要严格控制饮食。进入间歇期后，可少量吃一些肉类、豆制品以补充蛋白质，同时坚持清淡饮食，多吃蔬菜、水果，避免一次性大量摄入嘌呤。同时，酒精可影响尿酸的代谢，诱发痛风，间歇期患者也应避免饮酒。

另外，合理的运动可锻炼关节，促进局部血液循环，对增强关节柔韧性、灵活性，间歇关节肿胀疼痛有益。所以，间歇期患者可在医生的指导下，选择适合自己的有氧运动，并且长期坚持。

另外，坚持良好的生活习惯，保证每天饮水量充足，对预防痛风发作有益，间歇期患者也应继续保持。

● 慢性期的注意事项

痛风患者如果没有控制好尿酸，痛风反复急性发作会逐渐进展为慢性痛风。进入慢性期，痛风的治疗将变得更加复杂。

痛风慢性期的主要症状
◎ 关节肿胀、疼痛持续，且不能间歇；
◎ 出现关节畸形，痛风石形成；
◎ 痛风反复急性发作，间隔期越来越短。

遵医嘱进行药物治疗

在慢性期，绝大多数患者需要遵医嘱继续服用药物。

◎ 患者需要在医生的指导下服用降尿酸的药物，以将尿酸水平控制在合适的范围。一般认为，慢性期的治疗以将血尿酸控制在300微摩尔/升以下为目标。患者需要时刻关注自己的身体状况，定期复查，医生会参照尿酸水平适时调整降尿酸药物的剂量。

◎ 部分患者因为关节持续疼痛不能间歇，需要使用非甾体抗炎药或秋水仙碱进行短疗程的治疗，以间歇关节局部的肿胀和疼痛。

◎ 慢性期的患者大多需要服用碱化尿液的药物，一般建议采用中小剂量、长疗程的治疗方案。

痛风石的处理原则

大多数患者在慢性期会出现痛风石，痛风石的形成也是疾病进入慢性期病变的重要标志。那么，患者身上的痛风石如何处理呢？一般不超过6厘米、生长较为缓慢、大小稳定的痛风石，可以使用药物降酸溶化；对于生长迅速、有结缔组织破坏、"个头"比较大的则需要考虑手术治疗。

限制嘌呤的摄入

患者进入慢性期后应首选低嘌呤食物，尽量少吃中嘌呤食物，严格限制高嘌呤食物的摄入。同时，坚持低蛋白、低脂肪饮食，蛋白质的摄入以植物蛋白为主，多吃蔬菜水果，每天保证2000毫升以上的饮水量。

另外，患者还需要坚持低盐饮食，钠盐有促使尿酸沉淀的作用，而且还是诱发高血压、冠心病、肾病等并发症的危险因素，所以痛风患者每天盐的摄入量不宜超过6克。

● 肾病期的注意事项

痛风是一个潜在的肾脏"杀手"，可造成体内嘌呤代谢的紊乱、血尿酸增高、尿中尿酸排量增多等症状，可造成慢性肾损害，也就是痛风性肾病。

肾脏是我们身体很能"忍"的器官之一，在早期出现损伤时它可能没有明显的症状，有的可能仅有间歇性蛋白尿。随着病情的发展，可出现持续的蛋白尿，晚期则可发生水肿、高血压、血尿素氮和肌酐升高，少数患者甚至出现少尿或无尿等急性肾衰竭的症状。因此，痛风患者需要定期体检，一旦发现肾脏出现损伤，应及时治疗。

因为痛风性肾病主要由于高尿酸引起，所以治疗上以降尿酸为主，并使其维持在300微摩尔/升以下。同时，患者需要注意：

◎ 控制饮食总热量，严格限制高嘌呤食物，尽量不吃中嘌呤食物，多吃低嘌呤食物。

◎ 戒酒，尤其是啤酒。

◎ 每天保证充足的饮水量，尽量不少于2000毫升。

◎ 适当坚持运动，可选择散步、气功等低强度的有氧运动，避免剧烈运动而加重肾脏的负担。

第三章

把握好饮食细节，尿酸降下来

痛风发作会要命，

这一点儿都不夸张，

而吃的食物不对，

吃的方式不对，

都有可能诱发痛风发作。

所以我们需要注意饮食中的方方面面，

包括饮食习惯、食物禁忌、热量控制、餐次分配、

不同时期的饮食细则等，

从细节上稳住尿酸，

避免痛风的发生。

远离让尿酸飙升的不良饮食习惯

痛风除了遗传因素，绝大多数是吃出来的。吃的食物不对，吃的方式不对，都会影响到人体内血尿酸水平的稳定。

● **三餐定时定量，避免饮食不规律**

吃饭经常不准时是现代年轻人的通病，其实这样对身体非常不利。研究发现，经常饮食不规律的人更容易发生高尿酸、痛风。

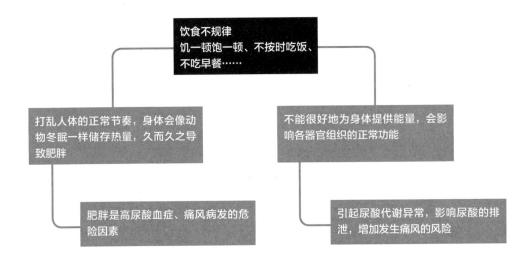

不仅如此，经常饮食不规律也容易诱发胃肠疾病。所以，为了身体健康，我们一定要饮食规律，三餐定时定量。

吃好早餐，吃出一天好活力（占一日总量的 30% 左右）

◎ **早餐最佳时间：** 建议在 6 点 30 分~8 点吃早餐，用餐时间以 15~20 分钟为宜，且最好安排在起床后 20~30 分钟吃。

◎ **早餐食物推荐：** 全麦面包、菜包子、粗粮花卷/馒头、麦片、牛奶、油麦菜、小油菜、西蓝花、西芹、香蕉等。尽量少吃油条、油饼、炸糕等油炸食品。

吃饱午餐，一天精神都好（占一日所需总热量的40%）

◎ **午餐最佳时间：** 建议在中午12点左右吃午餐。

◎ **午餐食物推荐：** 米饭、馒头等主食，西蓝花、洋葱、圆白菜、芹菜、胡萝卜、黄瓜、冬瓜、南瓜、茄子等蔬菜，以及富含维生素、矿物质的水果。尿酸控制得比较好的，可少量吃点儿瘦肉、鸡胸肉，但不要吃肥肉和腌制的肉类。

吃对晚餐，脾胃好尿酸少（占一日总量的30%左右）

◎ **晚餐最佳时间：** 建议安排在下午的6~7点，最晚不要超过晚上8点。

◎ **晚餐食物推荐：** 以清淡为主，建议晚餐吃少量主食，搭配富含膳食纤维的黑木耳、芹菜、白萝卜等蔬菜。少吃肉类，尽量不吃豆制品。

● 不暴饮暴食，吃饭吃"七成饱"

经常暴饮暴食，不仅容易摄入过多的嘌呤，增加外源性尿酸的生成，还会扰乱人体的正常节奏，影响体内葡萄糖、尿酸等物质的代谢，为高尿酸血症、痛风的发生埋下隐患。

暴饮暴食不仅影响人体的血尿酸水平，还会加重脾胃、肝脏的负担，招来胃肠道和肝脏疾病。所以，要想身体好，就要改掉暴饮暴食的坏习惯，根据身体的需求，有"节奏"地给身体补充能量。那么，怎么克服暴饮暴食呢？

◎ **饮食定量：** 吃饭吃七八分饱，也就是既不觉得撑也不觉得饿的状态。

◎ **少食多餐：** 尽量规律饮食，若平时没有时间吃饭，很饿了，这时千万不要一次性吃太饱，可采取少食多餐的方法，减少对胃的刺激，同时也让身体有充分的时间来代谢、排泄之前生成的尿酸。

◎ **心理暗示：** 认识暴饮暴食对身体的伤害，面对食物时不断地给自己暗示，告诉自己适可而止，从而减少暴饮暴食。

◎ **解决源头：** 很多人因为精神压力、焦虑、郁闷等不良情绪而暴饮暴食，对于这种情况，应学会适当释放压力，间歇不良情绪。

● 适当挑食，营养均衡又降尿酸

都说挑食不好，容易造成营养失衡，引发营养不良，但对于高尿酸以及已经确诊有痛风的人群来说，适度的"挑食"很有必要。

当然，这里说的"挑食"并不是指只吃几种自己喜欢或习惯的食物，或者是嗜吃肥甘厚味的食物，而是在参照"中国居民平衡膳食宝塔"的基础上，挑选那些嘌呤含量少、营养丰富的食物，同时尽量远离那些影响尿酸水平、诱发痛风的食物。

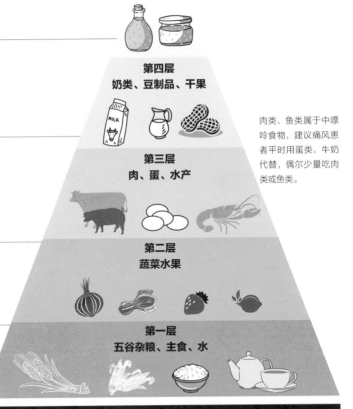

成人每天食盐不超过6克，每天烹调油25~30克。

**第五层
油、盐**

吃各种各样的奶制品，相当于每天液态奶300毫升。经常吃豆制品，适量吃坚果。

**第四层
奶类、豆制品、干果**

肉类、鱼类属于中嘌呤食物，建议痛风患者平时用蛋类、牛奶代替，偶尔少量吃肉类或鱼类。

每周吃鱼280~525克，畜禽肉280~525克，蛋类280~350克，平均每天摄入总量120~200克。优先选择鱼和禽；吃鸡蛋不弃蛋黄；少吃肥肉、烟熏和腌制肉制品。

**第三层
肉、蛋、水产**

保证每天摄入300~500克蔬菜，深色蔬菜应占1/2。保证每天摄入200~350克新鲜水果，果汁不能代替鲜果。

**第二层
蔬菜水果**

每天摄入谷薯类食物250~400克，其中全谷物和杂豆类50~150克，薯类50~100克。水：1500~1700毫升。

**第一层
五谷杂粮、主食、水**

中国居民平衡膳食宝塔图解

● 汽水、含糖饮料莫当水喝

如果经常把高糖饮料和碳酸汽水当水喝，就有可能喝出痛风来。

喝高糖饮料、碳酸汽水为什么会引发痛风呢？高糖饮料、碳酸汽水的主要成分包括白砂糖，而白砂糖进入人体后，经过代谢会转化成果糖。果糖可被转化为可以合成嘌呤的物质，从而使体内的尿酸生成过多，导致尿酸水平升高。另外，碳酸汽水里含有大量的碳酸，长时间大量摄入可导致钙的代谢变化，诱发肾结石，使肾脏受伤，而肾脏是尿酸排泄的主要器官，其一旦受损，极易诱发痛风性肾病。

所以，平时我们应保证充足的饮水量，少喝或尽量不喝高糖的饮料、碳酸汽水。喝水时，我们需要注意以下方面：

◎ 最好是喝温开水，不宜喝生水和反复加热的水。

◎ 饮水宜少量多次，每次饮水量在150~200毫升为宜，每日饮水量应维持在2000毫升以上。

◎ 最佳的喝水时间是晨起时空腹喝水、睡觉前2小时喝水，在上午和下午也要分多次喝水。

◎ 养成主动喝水的习惯，不要等到口渴时才喝。

● 饮酒可诱发痛风，最好戒酒

虽然少量饮酒有舒筋活络、消除疲劳、促进血液循环的作用，但对于痛风患者来说，酒就相当于痛风发作的"助推剂"，最好是拉入"黑名单"。

也许有些朋友会苦恼："没办法，工作需要，有时候不想喝酒都难。"其实，只需要坦然告诉对方自己是痛风患者，如果喝酒可能明天就得上医院了，酒席上的朋友一般都能理解。需要喝酒时，也可以用水或淡茶代酒，向对方表示自己的诚意和敬意。

如果实在避免不了喝酒，怎么才能将痛风发作的概率降低呢？

◎ 尽量少喝酒，尤其是啤酒和白酒。啤酒虽然嘌呤含量低，但它进入人体后可被分解成嘌呤。白酒中的酒精含量高，酒精的主要成分是乙醇，乙醇进入人体后可代谢出乳酸，乳酸会与尿酸"竞争"排泄，从而使尿酸的排泄减少，人体血尿酸浓度升高。

◎ 喝酒前吃点儿主食或喝点儿牛奶，以保护胃肠黏膜，减少其对酒精的吸收。

◎ 喝酒时要选对下酒菜，如醋拌菜、绿叶蔬菜、水果等，这些食物可减缓酒精在肠道的吸收。注意，要避免吃生冷海鲜、熏腌食品、烤肉烤串等高嘌呤、高脂肪、高盐分的食物，以避免嘌呤摄入过多。

亲近低嘌呤，适量中嘌呤，远离高嘌呤

嘌呤是细胞合成的必需物质，所以几乎所有的动植物细胞里都含有嘌呤。那么，高尿酸血症、痛风患者适合吃哪种食物呢？高尿酸血症、痛风患者需要控制嘌呤的摄入，因而在食物的选择上，要参考食物的嘌呤含量。

● 食物中的嘌呤对尿酸值的影响

人体产生的尿酸，其中有 80% 来源于新陈代谢细胞的分解，只有 20% 来源于食物。也许有人会有疑问：既然绝大部分尿酸是人体自己产生的，为什么还要控制饮食呢？

我们吃进去的食物在体内被消化分解，食物细胞中的嘌呤被分离出来，成为人体核酸合成的材料。所摄入的嘌呤如果超出了核酸合成的需求量，过剩的嘌呤就会进入肝脏代谢成尿酸，再经过肾脏以尿液的形式排出来。所以，多吃含嘌呤高的食物会使人体血尿酸水平增加。

虽然跟人体自身代谢生成的尿酸量相比，食物所产生的尿酸微乎其微，但对于有高尿酸遗传因子的人来说，控制嘌呤的摄入，可以显著改善高尿酸血症的发生和发展。

另外，食物中的嘌呤含量并不是影响血尿酸水平的唯一因素，食物中的糖分如果糖和麦芽糖、脂肪、蛋白质、盐分等，亦可影响到尿酸的代谢，导致血尿酸水平升高。而很多高嘌呤食物属于"膏粱厚味"，也就是高脂肪、高糖分、高热量食物，这些食物摄入过量，可能给我们的身体带来糖尿病、高血压、高脂血症、肥胖症等麻烦。

所以，高尿酸血症、痛风患者控制嘌呤的摄入，其实也是在避免食物中可能潜藏的不良因素对人体的伤害。

● 低嘌呤食物：只要脂肪低，可以放心吃

低嘌呤的食物大多是蔬菜水果，也有部分富含优质动物蛋白的食物如鸡蛋、牛奶，而且热量、脂肪含量低，适合各个时期的痛风患者食用。

每100克中嘌呤含量少于 50 毫克的食物为低嘌呤食物，主要有：

分类	食物
谷薯类	大米、米粉、小米、糯米、大麦、小麦、荞麦、富强粉、面粉、通心粉、挂面、面条、面包、馒头、麦片、白薯、马铃薯（土豆）、芋头等
蔬菜类	白菜、卷心菜、芥菜、芹菜、青菜叶、空心菜、芥蓝菜、茼蒿、韭菜、黄瓜、苦瓜、冬瓜、南瓜、丝瓜、西葫芦、菜花、茄子、豆芽菜、青椒、萝卜、胡萝卜、洋葱、番茄、莴苣（莴笋）、泡菜、咸菜、葱、姜、蒜头、荸荠等
水果类	橙、橘、苹果、梨、桃、西瓜、哈密瓜、香蕉、菜果汁、果冻、果干、果酱等
乳类	鸡蛋、鸭蛋、皮蛋、牛奶、奶粉、奶酪、酸奶、炼乳等
其他	猪血、猪皮、海参、海蜇皮、海藻、红枣、葡萄干、木耳、蜂蜜、瓜子、杏仁、栗子、莲子、花生、核桃仁、花生酱、枸杞、茶、咖啡、碳酸氢钠、巧克力、可可、油脂（在限量中使用）等

注意：上述有些食物虽然嘌呤含量不高，但其盐分或脂肪含量高，痛风患者应尽量少吃这类食物。

● 中嘌呤食物：急性期不宜吃，其他时间少吃

每 100 克含嘌呤 50~150 毫克的属于中嘌呤食物，具体有：

分类	食物
谷薯类及豆制品	米糠、麦麸、麦胚、粗粮、绿豆、红豆、花豆、豌豆、菜豆、豆腐干、豆腐、青豆、豌豆、黑豆等
肉类	猪肉、牛肉、小牛肉、羊肉、鸡肉、兔肉、鸭、鹅、鸽、火鸡、火腿、牛舌
水产类	鳝鱼、鳗鱼、鲤鱼、草鱼、鳕鱼、鲑鱼、黑鲳鱼、大比目鱼、鱼丸、虾、龙虾、乌贼、螃蟹、昆布（海带）等
蔬菜类	鲜蘑、芦笋、四季豆、鲜豌豆、菠菜等

注意：大部分豆类及豆制品、肉类、水产类属于中嘌呤食物，它们都是蛋白质的理想来源，亦能为机体提供丰富的矿物质。一般来说，在痛风急性期，要严格执行低嘌呤饮食，避免食用上述食物，痛风患者在间歇期可少量适当食用。

● 高嘌呤食物：尽量不要吃

高嘌呤食物则是指每 100 克嘌呤含量超过 150 毫克的食物，痛风患者需要严格控制，

具体有：

·分类	食物
动物内脏	猪肝、牛肝、牛肾、猪小肠、脑、胰脏
水产类	白带鱼、白鲇鱼、沙丁鱼、凤尾鱼、鲢鱼、鲱鱼、鲭鱼、小鱼干、牡蛎、蛤蜊
其他	浓肉汁、浓鸡汤及肉汤、火锅汤、酵母粉

控制好总热量，这样吃痛风不痛

肥胖是高尿酸血症、痛风发生的重要诱因，也是痛风常见并发症之一，因此我们平时应根据自身的情况，严格控制每天总热量的摄入。

● 每天摄入的热量怎么算

每个人的身高、体重和劳动强度不同，对热量的需求也不同。那么，我们应怎么计算自己一天需要多少热量呢？

第一步：判断体重状况

肥胖程度计算方法： 体重指数（BMI）= 体重（千克）÷ 身高（米）^{2}

体重判断标准	
正常体重	18.5 ≤体重指数≤ 23.9
消瘦	体重指数 <18.5
轻度肥胖	24 ≤体重指数≤ 27.9
肥胖	28 ≤体重指数≤ 29.9
重度肥胖	体重指数≥ 30

第二步：根据体重状况和劳动强度计算每日需要的总热量

每日所需总热量计算方法： 全天所需总热能（千卡）= 标准体重× 每日热能需要量

不同体力劳动的热能需要量				
劳动强度	举例	每日热能需要量（千卡 / 千克标准体重）		
		消瘦体重者	正常体重者	肥胖体重者
卧床休息		20~25	15~20	15
轻体力劳动	教师、办公室管理、售货员、钟表修理工	35	25~30	20~25
中体力劳动	学生、司机、电工、外科医生、体育活动	40	35	30
重体力劳动	农民、建筑工、搬运工、伐木工、冶炼工、舞蹈者	45~50	40	35

注意：在营养学中，1 千卡 =4.1855 千焦。

● 一天所需热量计算举例

下面以一位痛风患者为例子，根据他的身高、体重和劳动强度等，计算他每日所需的总热量。

张经理，男性，45岁，身高175厘米（1.75米），体重85千克（公斤），从事办公室管理工作，属于轻体力劳动。5年前诊断出痛风，经过治疗，尿酸水平控制良好，痛风偶有发作，次数不多，间歇期也较长。

第一步：判断张经理的体重状况

身高175厘米的人，标准体重 =175-105=70（千克）

张经理的实际体重是85千克（公斤），体重指数（BMI）= $85 \div 1.75^2 \approx 27.75$，属于轻度肥胖。

第二步：计算张经理每日需要的总热量

张经理每日工作属轻体力劳动，又属于肥胖体重范围，每日应摄入热能量为：20~25千卡/千克标准体重，因此张经理每日所需要的总能量为以下数值：

$$每日所需总热量 = 70 \times（20~25）=1400~1750 千卡$$

一般来说，对于超过正常体重的人群，建议每天摄入的热量稍低于日常活动所需要的热量。张经理属于轻度肥胖，而且患有痛风，建议其根据自身情况，适量降低每日的热量摄入，以能满足正常的生理活动需要而又不觉得疲乏、饥饿为度。

合理分配一日三餐，稳住尿酸不难

痛风患者要将一天所需要的总热量分配到一日三餐之中，而且三餐定时定量，保证营养均衡。那么，怎样安排好这一日三餐和加餐呢？

● 分配好三餐的热量比例

一日三餐的分配主要有两种方式：一是按 1/5、2/5、2/5 的比例进行分配；二是根据个人的饮食习惯三餐等量分配为 1/3、1/3、1/3。每日进餐总量和三餐分配相对固定。如果有加餐，应从上一餐的总热量中减去加餐所产生的热量。

在前面的例子中，张经理每日需要的总热量为 1400~1750 千卡，因其属于轻度肥胖，且患有痛风，建议其适当降低每日的热量摄入。假设张经理每天所需摄入的总热量为 1400 千卡，如果早、午、晚三餐按 1/5、2/5、2/5 的比例分配，三餐的能量分别为：

早餐的热量 =1400 千卡 ×1/5=280 千卡

午餐的热量 =1400 千卡 ×2/5=560 千卡

晚餐的热量 =1400 千卡 ×2/5=560 千卡

如果按照三餐等量分配的原则，则三餐的能量分别为：1400 千卡 ×1/3=466 千卡。

● 安排好三餐的主副食

无论是否属于高尿酸血症、痛风人群，都要安排好一日三餐食物的量和种类，以保证营养的全面均衡摄入。

一日三餐主食分配

主食是含碳水化合物较多的食物，是全天需要热量的主要来源,包括面粉、大米、荞麦等。我们需根据自身的状况，安排好

每日总热量与主食量对应表	
每日所需总热量（千卡）	主食量（克）
1200	150
1300	175
1400	200
1500	225
1600	250
1700	275
1800	300
1900	325
2000	350
2100	375
2200	400

每日三餐主食的量。

以上一小节的张经理为例，假设他每日摄入的总热量为 1400 千卡，则每日主食的量为 200 克。如果他的三餐按照 1/5、2/5、2/5 的比例分配，那么三餐主食的量分别为：40、80、80 克；如果按照均分的原则分配，则每餐的主食量为 66~67 克。

一日三餐副食分配

除了主食，还需要规划好三餐的副食。一般来说，每日的副食品种及用量为：

◎ **蔬菜**：500 克

◎ **瘦肉**：100~150 克

◎ **蛋类**：1 个鸡蛋（每周 3~5 个）

◎ **豆制品**：50~100 克（每周 2~7 次）

◎ **奶制品**：250 克

◎ **水果**：不超过 200 克（在血糖得到控制的情况下）

◎ **油脂**：不超过 20 克

需要根据自己的体重、劳动强度以及饮食习惯，在保证每日总热量摄入不超标的前提下，将上述食物分配到每日三餐之中，避免食物"扎堆"而引起尿酸水平的波动。

● 选对食物，合理加餐

除了一日三餐之外，我们可能还要时不时吃点儿水果、零食之类的进行加餐。加餐时需要以下事项：

安排好加餐的时间

加餐建议选在上午 9 点半或者下午 3 点半，不要离正餐的时间太近，以免影响到正餐进食，打乱正常的饮食节奏。

选择合适的加餐食物

建议选择 1~2 种富含维生素、膳食纤维和矿物质的食物作为加餐。适合作为加餐的食物有水果、全麦面包、坚果等，选择这些食物作为加餐时应注意：

◎ 宜选择一些嘌呤含量和糖分含量低的水果。

◎ 选择面包、饼干时，要仔细确认食品标签上的配料表，避免购买含有大量白糖、麦芽糖、糖浆、蜂蜜的产品，尽量选择以粗粮为主要原料的产品。

◎ 核桃、花生、瓜子、榛子、松仁等干果油脂、嘌呤含量较高，应注意控制食用量，建议每天不要超过 25 克。痛风急性发作期则不建议食用。

加餐应减少正餐的量

加餐是在保证热量摄入总量不变的情况下，对膳食的补充，所以有加餐习惯的人群，加餐后要相应地减少下一餐正餐的量。

用好食物交换份，控酸也能饮食多样化

对于需要严格控制饮食，很多东西不能吃的痛风患者来说，用好食物交换份很有必要。食物交换份是目前国际上通用的饮食控制方案，它可以在不超出全天总热量的前提下，使每日的食谱尽可能丰富美味，提供均衡的营养，帮助患者增强体质。

● 什么是食物交换份

食物交换份，就是把同等份量的食物进行交换。这里的"份量"，指的是热量、蛋白质、脂肪、碳水化合物的含量大致相同。

具体来说，食物交换份就是将食物分成四组，分别是谷薯、果菜、肉蛋、油脂。同类食物在一定重量内，所含的蛋白质、脂肪、碳水化合物和热量相似，因此可以互相替代。

利用食物交换份，只要每日膳食包括这四大类食品，即可构成平衡膳食。为了便于了解和控制总热量，四类食物中每份所含热量均约为 90 千卡。

组别	类别	每份质量（克）	热量（千卡）	蛋白质（克）	脂肪（克）	糖类（克）	主要营养素
谷薯组	谷薯类	25	90	2.0	—	20.0	糖类、膳食纤维
果菜组	水果类	200	90	1.0	—	21.0	维生素
	蔬菜类	500	90	5.0	—	17.0	矿物质
肉蛋组	肉蛋类	50	90	9.0	6.0	—	脂肪
	大豆类	25	90	9.0	4.0	4.0	膳食纤维
	奶制品	160	90	5.0	6.0	—	蛋白质
油脂组	坚果类	15	90	4.0	7.0	2.0	脂肪
	油脂类	10	90	—	10.0	—	脂肪

表题：食品交换分四大组，包括 8 个小类，每类的营养价值表

● 计算每日食物交换份的份数

食物交换份份数的计算方法为：

食物交换份的份数 = 每日需要的总热量（千卡）÷ 90（千卡）

不同热量痛风患者饮食内容举例表

热量 (千卡)	交换份数 (份)	谷薯类		果菜类		肉蛋类		油脂类	
		重量（克）	单位（份）	重量（克）	单位（份）	重量（克）	单位（份）	重量（克）	单位（份）
1200	14	350	6	500	1	150	3	20	2
1400	16	400	8	500	1	150	3	20	2
1600	18	450	10	500	1	150	3	20	2
1800	20	500	12	500	1	150	3	20	2
2000	22	550	14	500	1	150	3	20	2
2200	24	600	16	500	1	150	3	20	2

● 等值食物交换表

等值谷物食物交换表

食品	等值交换重量（克）	食品	等值交换重量（克）
大米、小米、薏米、糯米	90	苏打饼干	25
白面、玉米面	90	烧饼、烙饼、馒头	35
莜麦面、荞麦面	90	生面条	35
燕麦片	90	咸面包	35
高粱米、玉米、米粉	90	魔芋面条	35
各种挂面、龙须面、通心粉	90	土豆	100
芸豆、干豌豆	90	湿粉皮、凉粉	150
绿豆、红小豆	90	鲜玉米（中等个）	200

注意：每份交换份提供热量 90 千卡，蛋白质 2 克，糖类 20 克。

等值蔬菜类食物交换表

食品	等值交换重量（克）	食品	等值交换重量（克）
白菜、圆白菜、空心菜	500	绿豆芽、鲜蘑菇、芦笋	500
芹菜、竹笋、西葫芦	500	茼蒿、韭菜、茴香	500
白萝卜、茭白、青椒、冬菇	400	丝瓜、冬瓜、茄子	500
菜花、南瓜	350	黄瓜、番茄、苦瓜	500
鲜豇豆、扁豆、洋葱、蒜薹	250	苋菜、芥蓝、莴笋	500
胡萝卜、蒜苗	200	水浸海带	500
山药、荸荠、藕	150	菠菜、油菜、茄子	500
鲜豌豆、毛豆	70	干香菇	50

注意：每份交换份提供热量 90 千卡，蛋白质 5 克，糖类 17 克。

等值水果类食物交换表

食品	等值交换重量（克）	食品	等值交换重量（克）
西瓜	500	李子、杏、猕猴桃	200
草莓	300	橘子、橙子、柚子	200
梨、桃、苹果	200	杜果、柿子、鲜荔枝、香蕉	150

注意：每份交换份提供热量 90 千卡，蛋白质 1 克，糖类 21 克。

等值肉蛋类食物交换表

食品	等值交换重量（克）	食品	等值交换重量（克）
香肠（瘦）、火腿	20	鹌鹑蛋（6 个）	60
肥少瘦多的牛、羊、猪肉	25	鸭蛋、松花蛋（1 个）	60
熟无糖叉烧肉、午餐肉	35	鲢鱼、鲫鱼、草鱼、鲤鱼	80
熟酱牛肉、酱鸭、扒鸡	35	甲鱼、比目鱼、大黄鱼、带鱼	80
精瘦牛、羊、猪肉	50	鳝鱼、大燕鱼	80
鸭、鹅瘦肉	50	对虾、鲜贝、青虾	80
鸡瘦肉	50	兔肉、蟹肉、鱿鱼	100
鸡蛋	60	水发海参	350

注意：每份交换份提供热量 90 千卡，蛋白质 9 克，脂肪 6 克。

等值豆类食物交换表

食品	等值交换重量（克）	食品	等值交换重量（克）
干黄豆	20	豆腐干	50
腐竹	20	北豆腐	100
豆腐丝	50	南豆腐	150
油豆腐	50	豆浆（黄豆 1 份加同等重量的水 8 份，磨浆）	400

注意：每份交换份提供热量 90 千卡，蛋白质 9 克，脂肪 4 克，糖类 4 克。

等值奶制品类食物交换表

食品	等值交换重量（克）	食品	等值交换重量（克）
脱脂奶粉（无糖）	20	酸奶（无糖）	130
全脂奶粉	25	鲜牛奶	160
奶酪	25	鲜羊奶	160

注意：每份交换份提供热量 90 千卡，蛋白质 5 克，脂肪 5 克，糖类 6 克。

等值油脂类食物交换表			
食品	等值交换重量（克）	食品	等值交换重量（克）
花生油、玉米油、豆油（1 汤匙）	10	猪、牛、羊油	10
香油	10	黄油	10
核桃仁、花生米	15	葵花籽（带壳）	20
杏仁	15	西瓜子（带壳）	25

注意：每份交换份提供热量 90 千卡，脂肪 10 克。

● 食物交换份的具体应用

一日三餐食物交换应用举例		
早餐	花卷 80 克	烙饼 80 克
	牛奶 250 克	羊奶 200 克
	拌海带丝 100 克	拌黄瓜 100 克
中餐	发糕 80 克	大米饭 80 克
	肉片炒大白菜（瘦肉 50 克, 大白菜 100 克）	肉片炒丝瓜（瘦肉 50 克, 丝瓜 100 克）
	炝莴笋（莴笋 100 克）	凉拌苦瓜（苦瓜 100 克）
晚餐	玉米面窝头 80 克	馒头 80 克
	肉炒茭白（瘦肉 25 克, 茭白 100 克）	肉片炒西葫芦（瘦肉 25 克, 西葫芦 100 克）
	茄子炒青椒（茄子 100 克、青椒 100 克）	青椒炒菜花（青椒 100 克, 青椒 70 克）

名医小课堂

食物交换份的使用原则

应用食物交换份制订食谱时，应掌握以下原则：

◎ 同类食物可以互换，如 50 克大米可以与 50 克小米、50 克燕麦片、50 克挂面互换。

◎ 生、熟可以互换，如 50 克大米可以与 70 克面包、70 克窝头互换。

◎ 不同食物可以互换，如 25 克小米可以与 200 克苹果、300 克草莓互换。

油米酱醋茶中的控酸防痛风细则

都说痛风是吃出来的，那我们在日常饮食中，可用一些"小心机"让自己少摄入嘌呤，从而预防尿酸的升高。

● 痛风人群怎样健康吃肉

很多痛风患者想吃肉但又不敢吃。那么，痛风患者能吃肉吗？这取决于两个条件：一是病情发展的程度；二是肉类的嘌呤含量。一般来说，病情不严重、尿酸水平控制良好的，可以少量吃猪瘦肉、鸡肉、牛肉等嘌呤含量相对低一些的肉类。

选择嘌呤相对少的肉类

我们的心里要有一本账，列好"黑白名单"。

"白名单"——少量吃

猪瘦肉、牛瘦肉、羊瘦肉、鸡肉（去皮）、鸭肉（去皮）

"黑名单"——不要碰

动物内脏（鸡杂、牛杂、羊杂以及猪肝、猪心等猪杂）

加工肉类（酱肉、卤肉、腊肉、腊肠、火腿肠以及炸鸡、烤肉等）

注意肉类的烹饪方式

痛风还想吃肉，最好是自己或家人做。在外就餐，虽然味蕾能得到满足，但外面的食材得不到保障，而且在菜肴的制作过程中还可能加入大量的油脂、盐和糖，对体内的血糖、尿酸等都有影响。

肉类的烹饪，优选水煮的方式。可以将肉类切成小块，放入水中煮片刻，有助于溶解一部分的嘌呤。注意，痛风患者不宜喝肉汤，尤其是较浓的肉汤。

搭配低嘌呤食物

痛风患者吃肉时，应搭配富含膳食纤维、维生素和矿物质的低嘌呤蔬菜，以使营养的摄入更加全面。同时，蔬菜富含膳食纤维，可以增加饱腹感，对控制肉类的食用量也有帮助。

控制好肉的摄入量

一般建议成年人每天吃的肉为100~150克（包括肉类、鱼类），痛风患者更要严格控制肉类的摄入量，不能超过普通人群的建议食用量。同时，在痛风急性发作期间，最好不要吃肉。

● 用适量豆制品替代一部分鱼、肉

一直以来，豆制品都被列入痛风患者饮食的"黑名单"中。那么，痛风患者能不能吃豆制品呢？其实，从嘌呤含量上看，豆制品属于中嘌呤食物，是需要限量食用的食物种类。也就说，痛风患者可少量食用豆制品。

嘌呤可溶解于水中，在豆腐、豆腐干等豆制品的制作过程中，有一部分嘌呤会随着豆浆水过滤掉，而磨制豆浆时，嘌呤则驻留在豆浆中，豆腐、豆腐干等豆制品的嘌呤含量相对于豆浆来说要低一些。建议痛风患者在选择豆制品中，尽量选用豆腐、豆腐干等水分少的，并避免大量饮用豆浆。

从营养价值上来说，豆制品中的大豆蛋白属于完全蛋白质，其所含的氨基酸种类齐全、数量充足，而且胆固醇含量几乎为零。对于痛风患者而言，补充蛋白质的首选应是豆制品，平时可用少量的豆制品来替代肉类、鱼类，不仅能满足身体对蛋白质的需求，而且还能控制肉类的摄入。

● 限制脂肪和盐的摄入

不仅高血压、糖尿病、高脂血症"三高"人群需要限制脂肪、盐的摄入，高尿酸血症、痛风人群也是如此。

注意脂肪摄入的量和质

很多人对脂肪是又爱又恨：它是人体不可缺少的一部分，有保护人体、组成血液和激素、促进人体对维生素的吸收等多种作用，同时也是导致肥胖、高脂血症和其他许多疾病的元凶。对于痛风患者而言，过量的脂肪还是影响尿酸排出的"拦路虎"，所以痛风患者要限制脂肪的摄入。

一般来说，痛风患者每日的脂肪摄入量不要超过每千克体重 0.6~1.0 克，如果是合并高脂血症的人群则需要将脂肪的能量供应限制在每日食物总热量的 20%~25%。在痛风急性发作期，痛风患者更要"严以律己"，把一切高脂肪的食物列入"黑名单"。

另外，我们还应注意所摄取的脂肪的"质"。脂肪也分好坏，我们应多选择"好脂肪"，避开"坏脂肪"。

好脂肪	单不饱和脂肪酸（优选） 降低胆固醇，预防动脉粥样硬化 代表食物：橄榄油、菜籽油、花生油以及杏仁、花生等坚果，牛油果
	多不饱和脂肪酸（适当选择） 降低胆固醇，但摄入过多易氧化形成自由基 代表食物：玉米油、大豆油、红花籽油等

坏脂肪	饱和脂肪酸（不要碰） 升高人体血胆固醇，增加动脉硬化风险 代表食物：猪油、黄油、奶酪、冰激凌、巧克力、椰子油等
	反式脂肪酸（不要碰） 加速动脉硬化，增加组织炎症 代表食物：人造奶油、油炸食品、烧烤、快餐等

每天不超过 6 克盐，警惕隐性盐

盐虽然不含嘌呤，但它却是钠离子的"仓库"，而尿酸可与钠结合成尿酸单钠结晶，所以痛风患者也需要限制盐的摄入。建议盐的摄入每日不超过 6 克（约 1 瓶盖的量），如果有高血压并发症的，要减低到 5 克以下。

同时，我们还需要小心食物中的"隐形盐"，有些食物中的钠盐含量相当高，例如：

◎ 各种腌制食品：腊肉、腊肠、酱菜、腐乳、咸蛋、咸菜、卤鸡爪等；

◎ 方便速食品：方便面、火腿肠等；

◎ 海产类干货：虾皮、海米、鱼干等；

平时，除了要尽量远离上述钠盐含量高的食物之外，我们还可以通过下面的方法来减少盐的摄入：

◎ 选择本身味道鲜美的食物，这样就不需要大量的盐来调味；

◎ 巧妙使用柠檬、橙皮等食材，这些食材别有风味，可以减少盐的使用；

◎ 购买食物时，留意营养成分表中的钠含量，选择低钠食品；

◎ 钾可促进钠的排泄，可多吃富含钾元素的食物，绿叶蔬菜、低脂奶制品等都是钾的良好来源。

痛风不同时期的饮食原则

痛风的调养和治疗是一个长期的过程,其在不同的阶段,对饮食营养的要求亦有不同,患者需要根据病情、体质等因素,合理调整饮食。

● 急性期:严格忌口

痛风急性发作时,大多数患者因为疼痛而不思饮食,而且治疗也以药物为主。这时患者也需要在饮食上面"严格"要求自己:

◎ **严格限制嘌呤**:在前面"痛风不同时期的注意事项"章节中提及,痛风发作期患者需要严格低嘌呤饮食,多吃碱性食物。同时,每日嘌呤含量应控制在100~150毫克以内。另外,患者应忌口,少吃中嘌呤食物,忌吃动物内脏、浓肉汁或鸡汤等高嘌呤食物。

◎ **限制热量摄入**:大部分痛风患者属于肥胖人群,有的甚至伴有高脂血症、糖尿病等,因此在急性期也要注意控制热量的摄入,要比平时低10%~15%。

◎ **多喝水,禁烟酒**:在"痛风不同时期的注意事项"章节中有提及,急性期的痛风患者需要多喝水,每天需要保证2500~3000毫升的饮水量,目的是增加尿量,促进尿酸的排泄。

● 间歇期:合理饮食

在痛风间歇期,除了要保证每天的饮水量外,痛风患者的饮食可适当放宽,适量吃一些中嘌呤的食物,以补充动物蛋白和矿物质,但仍要避免食用高嘌呤食物。在这一时期,患者需要平衡饮食,维持健康体重,具体可参考"适当挑食,营养均衡又降尿酸"章节中的营养宝塔,根据自身的状况,适当增加碱性食物,减少酸性食物的摄入,以丰富饮食,保证营养的全面摄入。

另外,患者在间歇期仍然需要每天保持足够的饮水量,尽可能地戒烟戒酒。

● 慢性期：适当控制

痛风发展至慢性期，意味着病情已经较为严重，患者需要积极配合治疗，同时在饮食上也需要"严以律己"：

◎**严格限制热量的摄入：**患者摄入过多的热量，可能会使尿酸升高、体重增加，这些都是尿酸发作的危险因素，因而慢性期的患者应严格控制热量摄入，一般建议低于间歇期的10%左右。

◎**坚持低嘌呤饮食：**尿酸控制不好、痛风反复发作是痛风进入慢性期的重要因素，所以患者需要坚持低嘌呤饮食，尽量少吃中嘌呤食物，忌吃高嘌呤食物。另外，每天还要保持充足的饮水量，同时还要戒烟戒酒。

● 肾病期：特别注意

痛风性肾病的出现，与日常饮食习惯有较大的关系，而且一旦患病，很容易出现高血压等并发症。所以，一旦确诊为痛风性肾病，应积极治疗，同时在饮食上也需要特别注意：

◎**严格限制嘌呤的摄入：**应坚持低嘌呤饮食，忌吃高嘌呤食物，尽量不吃中嘌呤食物。

◎**控制蛋白质的摄入：**蛋白质摄入过多可加重肾脏负担，此阶段的患者需要控制蛋白质的摄入，包括植物蛋白。

◎**适当补充维生素：**患者可多吃碱性的蔬菜和水果，蔬菜水果中含有多种维生素，有抗氧化、增强体质的功效。

名医小课堂

酸性食物和碱性食物

痛风患者宜多吃碱性食物，少吃酸性食物。因为碱性食物富含矿物质，可帮助人体碱化尿液，增加尿酸在尿中的溶解度，促进尿酸的排出。而酸性食物进入人体后，经过代谢会产生较多的酸性代谢产物而加重病情，所以痛风患者应少吃或尽量不吃。

食物的酸碱性和它的味道没有太大的关系，而是食物进入人体后，经过代谢所产生的物质的酸碱性质。一般食物中的钾、钠、钙、镁、铁进入人体后呈碱性；而磷、氯、硫进入人体后表现为酸性。我们生活中常见的食物，例如：蔬菜水果大部分富含矿物质，属于碱性食物；肉类、动物内脏等动物性食物多属于酸性食物。

痛风合并症的饮食原则

虽然都是被痛风所困扰，但并发症不同，患者需要根据年龄、体重情况、病情严重程度等，合理调整调养方案，积极防治，提高机体免疫力，逐步让身体恢复正常。

● 痛风合并单纯性肥胖症

研究发现，痛风好发于超重或肥胖患者中，其中70%的痛风患者体重超重15%以上。肥胖和高尿酸共同作用，可使患者出现糖尿病、高血压、冠心病等并发症的概率增加。所以痛风合并肥胖者患者需要积极进行治疗，控制好饮食，减轻体重。

合理控制热量

吃得多、消耗得少，"收支"不平衡，过剩的热量就会转化成脂肪，让身体变得肥胖。所以患者要把体重降下来，就要合理控制热量。注意控制热量时，一定要循序渐进，逐步降低，切勿用力过猛而导致反弹或发生神经性厌食。

严格控制脂肪摄入

痛风合并肥胖患者要严格限制动物脂肪的摄入，避免吃肥肉、动物内脏、奶油、油腻的汤，鸡、鸭宜去皮食用。每日植物油的摄入量应少于25克，避免吃油炸或煎烤的食物，以免摄入过多的饱和脂肪酸和胆固醇，加重病情。

增加膳食纤维的摄入

痛风合并肥胖患者宜适当吃谷类食物、新鲜蔬菜，例如：高粱、燕麦片、麸皮面包、芹菜、苦瓜、山楂、木耳等食物。这些食物富含的膳食纤维可使人产生饱腹感，从而起到限制其他热量摄入的目的。同时，膳食纤维还能促进肠胃蠕动，促使人体排出肠道内的脂肪，对防治便秘、减肥有一定的好处。

多喝水，不喝饮料

患者每天要保证足够的饮水量，建议选择普通开水、矿泉水、淡绿茶、淡菊花茶等，以增加尿液，加快尿酸以及其他代谢所产生的废弃物排出体外。忌用各种饮料代替水。注意，市场上销售的各种碳酸饮料、功能型饮料糖分含量较高，如果长期饮用，不仅容易使人发胖、导致尿酸升高，还会影响其他营养素的吸收，可导致营养不良、免疫力降低等问题。

● 痛风合并高脂血症

高脂血症是痛风的"孪生姐妹"，痛风患者中有 75%~84% 患有合并高甘油三酯血症（高脂血症的类型之一），而高甘油三酯血症患者有 60%~80% 伴高尿酸血症。高尿酸血症和高脂血症都是发生高血压和心脑血管疾病的高危因素，两者共同存在时可加重疾病的发展，所以痛风并发高脂血症的患者应积极治疗，同时控制饮食，减轻体重，把血脂、尿酸控制在合理范围。

控制总热量摄入

患者需要根据自身情况，计算每日所需的总热量（P50 "控制好总热量，这样吃痛风不同"），因为总热量摄入过多可影响人体的血尿酸水平，也易使体重超标而导致肥胖，增加患高脂血症、糖尿病等疾病的概率。一般建议痛风合并高脂血症患者逐渐减低热量的摄入，使每天总热量的摄入比平时低 10%~15%，同时合理运动，增加热量的消耗，以避免脂肪在身体内"安营扎寨"。

饮食要"三少"

痛风合并高脂血症患者的饮食需要做到"三少"：

◎ **嘌呤少：** 不论是否有并发症，痛风患者都需要坚持低嘌呤饮食，同时结合病情和身体状况适量吃中嘌呤食物，忌吃高嘌呤食物。

◎ **脂肪少：** 建议多吃低脂食物；食用油应选择植物油，忌用动物油脂，每天食用油的食用量不超过 25 克；尽可能采用蒸煮的方式，以减少食用油的使用量。忌吃煎炸、烧烤食品。

◎ **胆固醇少：** 患者如果胆固醇过高，应少吃蛋黄、肉类，不吃动物内脏、鸡皮、鸭皮、虾皮、鱼子、动物脑等胆固醇、嘌呤含量都很高的食物。高胆固醇血症患者，每天摄入的胆固醇要低于 200 毫克，1 周最多只能吃 3 个蛋黄。

增加膳食纤维、维生素及矿物质的摄入

每日摄入的膳食中，患者应增加富含膳食纤维、维生素及矿物质的食物，如小米、玉米、燕麦等粗粮，以及新鲜的绿叶蔬菜、含糖量低的水果。

● 痛风合并高血压

痛风和高血压是一对形影不离的"小伙伴"，高尿酸血症是高血压发病以及出现相关并发症的重要因素，而长期高血压又会加重高尿酸血症。两者相互作用，不仅损伤肾脏，而且增加心脑血管疾病的发生率。所以痛风合并高血压患者应积极治疗，同时注意控制饮食，合理运动，把尿酸和血压控制在合理范围。

多吃碱性食品

蔬菜、水果、发面食品等含有碱性物质，可促进尿酸排泄，保护肾脏。同时，蔬菜、水果等还含有钾、钙、锌等矿物质，有助于防止动脉壁增厚，保护动脉壁不受血压的机械性损伤，降低患动脉粥样硬化的风险，间歇钠盐对人体的损害。

低嘌呤、低盐饮食

吃太多富含嘌呤的海鲜、动物内脏等，可导致血尿酸水平升高，而钠盐摄入过多则可导致水钠潴留，使血压升高，所以痛风合并高血压患者既要控制嘌呤的摄入，也要控制钠盐的摄入。

关于控盐，建议患者每人每天吃盐量应严格控制在2~5克，即约一小匙。食盐量还应减去烹调所用酱油中含的钠，3毫升酱油相当于1克盐。咸（酱）菜、腐乳、咸肉（蛋）、腌制品、蛤贝类、虾米、皮蛋，应尽量少吃或不吃。

限制糖的摄入

痛风合并高血压患者平时还要注意糖的摄入，少吃果糖含量高的食物，如蔗糖、蜂蜜等，一是果糖具有潜在诱发人体血压、血脂、血糖水平升高的作用；二是果糖是一种单糖，在体内代谢可形成尿酸，容易使尿酸浓度过高而引发痛风。

注意补充水分

痛风合并高血压患者每天应多饮水，保持尿量充沛，日排尿量最好达到2000毫升。多喝水能稀释尿液，使尿酸水平下降，在睡前和半夜最好也喝一些水，以防止尿液过分浓缩。但并发肾功能不全者应遵医嘱饮水。

少吃刺激性食物

辣椒、咖喱、胡椒、花椒、芥末、生姜等调料能兴奋自主神经，导致血压升高以及诱使痛风发作，患者不宜多吃。另外，痛风合并高血压患者要严格戒烟戒酒。

● 痛风合并糖尿病

糖尿病是痛风的"狐朋狗友"之一，它们最喜欢在一起"祸害"肾脏。痛风、糖尿病和肥胖有着非常密切的关系：肥胖不仅可导致胰岛素抵抗及高血糖，还可导致人体尿酸生成增加、排泄减少，引发高尿酸血症及痛风。所以，痛风合并糖尿病患者在饮食上不仅要注意控制血糖和尿酸，还要注意控制体重。

三餐定时定量

痛风合并糖尿病患者每日三餐按比例控制，定时定量，同时要避免暴饮暴食，也不要过度饥饿，或者"饥一顿饱一顿"，以免尿酸飙升、血糖难以控制。

饮食"四低一多"

◎ **低糖饮食：** 痛风合并糖尿病患者在饮食上应坚持低嘌呤饮食，同时还要注意控制糖分的摄入，尽量选择血糖生成指数低的食物，以避免餐后血糖波动。

◎ **低蛋白饮食：** 控制蛋白质的摄入，每日蛋白质的摄入量占总能量的10%~15%，或每千克理想体重给予0.8~1.0克蛋白质，同时以优质蛋白质为主。牛奶、鸡蛋不含核蛋白，建议将其作为蛋白质的主要摄入来源。

◎ **低热量饮食：** 严格控制每日摄入的总热量，每天摄入的碳水化合物占总能量的50%~60%。

◎ **低脂肪饮食：** 脂肪摄入占总热量的20%~25%，其中饱和脂肪酸、单不饱和脂肪酸、多不饱和脂肪酸比例约为1:1:1，全日脂肪包括食物中的脂肪及烹调油总摄入量在25克以内。建议多采用蒸、煮、凉拌等方法烹调食物，以减少用油量。

◎ **多喝水：** 每日喝水在2000~3000毫升为宜，可促进尿酸排出，也对稳定血糖有帮助。普通开水、淡茶水、矿泉水是最适合痛风合并糖尿病患者的"饮料"。注意不要喝浓茶、咖啡、碳酸汽水、高糖饮料等。

少吃刺激性食物

辣椒、咖喱、胡椒、花椒、芥末、生姜等调料能兴奋自主神经，使血糖不稳定，亦可诱使痛风发作。同时，痛风合并糖尿病患者还要限制盐的摄入，每天食盐的控制量应在5克以内。

第四章

吃对食物，尿酸平稳不飙升

大多数痛风是吃出来的，
所以想要尿酸不飙升、痛风不发作，
要"管住嘴"。
管住嘴≠很多东西不能吃，
在生活中有不少低嘌呤、中嘌呤的食物，
它们含有很多对改善尿酸水平、
间歇关节肿胀疼痛、增强肾功能的营养成分，
只要搭配得当，
亦能成为痛风的"解药"。

放心吃的低嘌呤食物

大米　　　　　　　　　　　　　　　　　促进尿酸排出

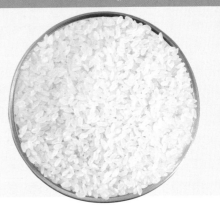

热量： 346 千卡 /100 克

性味归经： 性平，味甘，入脾、胃经

适宜人群： 一般人群均可食用

降酸排酸关键词： 碳水化合物、低嘌呤

　　大米是日常食用得最多的主食之一，它的主要成分为碳水化合物，同时含有蛋白质、维生素和矿物质等成分，总体来说营养比较均衡。大米属于低嘌呤食物，适合痛风患者作为主食之用。

这样吃更降酸排酸

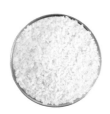
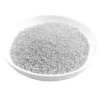
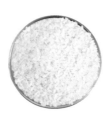
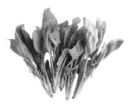

大米 + 小米 / 糙米　→　氨基酸更加全面，健脾养胃、促进消化

大米 + 绿叶蔬菜　→　提供丰富的营养和能量，提高免疫力

食用禁忌

　　有糖尿病并发症的痛风患者不宜大量食用大米，尤其要少喝大米粥，以避免餐后血糖波动。

玉米南瓜饭

原料：玉米粒 100 克，南瓜 200 克，大米 100 克。

做法：

1. 玉米粒、大米淘洗干净。

2. 南瓜切丁，与玉米、大米一起放入碗中，加适量水，然后放入蒸锅中蒸熟。

功效：补充能量，利尿除湿，促进消化。

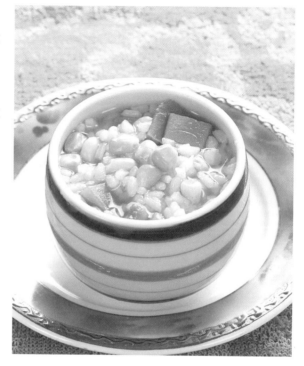

黄瓜蒲公英大米粥

原料：大米 100 克，黄瓜 30 克，蒲公英 10 克。

做法：

1. 黄瓜洗净切片；蒲公英洗净切碎；大米洗净。

2. 将大米放入锅中，加入适量清水，大火煮至粥熟后，放入黄瓜和蒲公英，煮沸即可。

功效：清热解暑、利尿消肿，促进尿酸排泄。

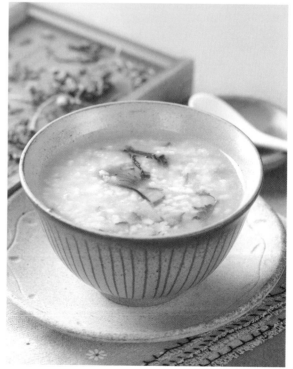

小米

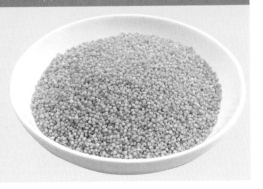

补益脾肾，促进尿酸排出

热量： 361 千卡 /100 克

性凉，味甘、咸，入肾、脾、胃经

适宜人群： 一般人群均可食用，尤其适宜于脾胃虚弱者

降酸排酸关键词： 钾、维生素、碳水化合物

  小米属于低嘌呤的谷类食物，而且含钾量高，常吃可促进钠的代谢，预防痛风。小米还含有多种维生素、碳水化合物等成分，营养价值较高，具有较好的滋补作用，适合痛风发作期后作为恢复体力的食疗。中医认为，小米具有健脾和胃、补肾益气的作用。肾脏是尿酸排泄的主要途径，其功能正常对维持体内血尿酸水平稳定很有意义，所以常吃小米对痛风患者来说具有一定的好处。

这样吃更降酸排酸

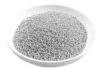

小米 + 土豆　→　小米蛋白质的赖氨酸含量较低，与土豆搭配互补，可为人体提供丰富的氨基酸，营养更加全面

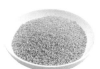

小米 + 胡萝卜　→　提供丰富的胡萝卜素、B 族维生素、维生素 C 以及多种矿物质，帮助痛风患者增强体质

食用禁忌

  痰多、腹胀、消化不良者应不食或少食小米。

  小米缺乏赖氨酸，所以不能完全以小米为主食，应注意饮食搭配，补充全面的营养。

降酸排酸营养食谱

鸡蛋小米粥

原料：小米 50 克，鸡蛋 1~2 个，白糖适量。

做法：

  1. 小米洗净，放入锅中，加入清水，大火煮沸后，转小火熬煮至粥将成。

  2. 打入鸡蛋搅散，继续煮至粥成时，加入白糖拌匀即可。

功效：补益脾肾，帮助痛风患者提高脾肾功能，对增强胃肠动力、促进尿酸排泄都有助益。

玉米

热量： 112 千卡 /100 克（鲜玉米）

性平，味甘淡，入胃、肾经

适宜人群： 一般人均可食用，"三高"及痛风人群尤为适宜

降酸排酸关键词： 膳食纤维、镁、硒

对于肥胖型的痛风患者来说，玉米是很好的减肥食品，它富含的膳食纤维具有很强的吸水溶胀性能，能增加饱腹感，减少人体对脂肪的吸收，常吃既能控制体重，对预防痛风发作以及高脂血症并发症也有好处。玉米中含有的镁、硒等物质具有调节血糖的作用，可帮助痛风患者预防糖尿病并发症。

这样吃更降酸排酸

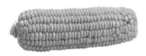

玉米 + 土豆 → 预防肥胖，防治便秘，适合痛风、高脂血症人群以及肥胖者

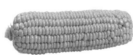 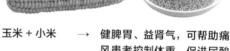

玉米 + 小米 → 健脾胃、益肾气，可帮助痛风患者控制体重，促进尿酸排泄

食用禁忌

患有糖尿病并发症的痛风患者宜食用含膳食纤维较多的老玉米，少吃含糖量较高的甜玉米和食用后使血糖升高的糯玉米。

降酸排酸营养食谱

青椒玉米粒

原料：青椒 200 克，玉米粒 100 克，盐、植物油、枸杞子、胡椒粉各适量。

做法：

1. 玉米粒洗净，用沸水焯一下，捞出沥干；青椒洗净，切成同玉米粒大小的方丁；枸杞子洗净。

2. 锅内放油，烧至七成熟时，放入青椒丁翻炒。

3. 锅内留底油，放入玉米粒略炒，下青椒丁翻炒，加入盐、胡椒粉至双丁熟后，下枸杞子炒匀即可。

功效：益脾胃、降糖降脂，适合痛风、高脂血症、糖尿病人群。

荞麦

降血脂，降尿酸

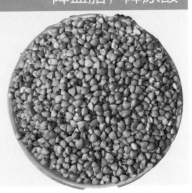

热量：337 千卡 /100 克

性寒，味甘，归肺、脾、胃经

适宜人群：一般人均可食用，尤其适合"三高"人群和痛风患者

降酸排酸关键词：膳食纤维、烟酸、芦丁、黄酮类化合物

　　荞麦是粗粮中为数不多的低嘌呤食物之一，适合高尿酸人群以及痛风患者食用。对于痛风患者而言，荞麦还是减肥的"利器"，它含有的膳食纤维可使人有饱腹感，减少热量的摄入，减少糖分在人体内转化成脂肪。研究还发现，荞麦中的烟酸、芦丁等成分有保护血管、调节血压的作用，所含的黄酮类化合物以及矿物质具有抗血栓、改善糖耐量的作用，这对痛风患者预防高血压、糖尿病、高脂血症有很好的效果。

这样吃更降酸排酸

荞麦 + 小米 → 健脾胃、助消化，对调节人体代谢、促进尿酸排泄有一定好处

荞麦 + 大米 → 提供丰富全面的氨基酸，还有降脂减肥的作用，适合肥胖人士和痛风患者

食用禁忌

　　有过敏体质的人群应慎食荞麦，因荞麦中含有致敏物质，食用后会引起过敏，或加重过敏反应。

降酸排酸营养食谱

荞麦饼

原料：荞麦面粉 100 克，鸡蛋 1 个，植物油、芝麻、酵母、小苏打各适量。

做法：

　　1. 把荞麦面粉和成面团，加入酵母发酵；鸡蛋放碗中搅匀；面团发酵后放入小苏打液，揉成光润面团，擀成圆面坯。

　　2. 在平底锅中放入适量植物油，油热后把饼坯两面刷上蛋液，粘一层芝麻，放入平底锅中，加盖后用小火烙，烙至饼两面均呈金黄色时出锅。

功效：降脂减肥，适合肥胖型痛风患者。

牛奶

提供优质蛋白质

热量： 54 千卡/100 克

性平，味甘，入心、肺、胃经

适宜人群： 一般人群均可食用

降酸排酸关键词： 蛋白质、矿物质等

痛风患者要限制肉类、鱼类等高嘌呤食物的摄入，从而使得蛋白质的摄入也随之减少，容易引起蛋白质缺乏性营养不良。被营养学家誉为"白色血液"的牛奶，其含有人体所需的氨基酸以及多种矿物质、微量元素及维生素，可为痛风患者补充营养，增强体质，提高免疫力。

这样吃更降酸排酸

牛奶 + 燕麦 → 降脂减肥，帮助痛风患者控制体重

 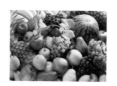

牛奶 + 水果 → 提供丰富的蛋白质、维生素以及矿物质等，可增强体质，改善体内代谢

食用禁忌

对乳糖不耐受者慎喝牛奶；避免空腹喝牛奶，喝牛奶前吃点东西可更好地促进牛奶中营养的全面吸收。

降酸排酸营养食谱

牛奶菜花

原料：牛奶 250 毫升，新鲜菜花 300 克，盐、花生油、葱花、鲜汤、水淀粉各适量。

做法：

1. 先将菜花洗净、掰成小朵，放入沸水锅中焯一下，捞出沥干水分备用。

2. 将炒锅上火烧热，放入适量的花生油，放入葱花炒出香味；然后加入适量的鲜汤烧开后，放入菜花烧几分钟。

3. 加盐、牛奶，转小火烧片刻，用水淀粉勾芡，淋在菜花上，搅拌均匀即可。

功效：滋阴清热，痛风发作期适当食用，即可补充营养，还有助于预防因卧床不动而致的消化不良、便秘等问题。

芹菜

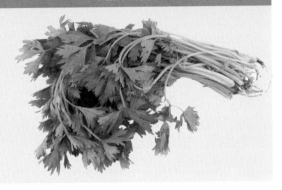

热量: 22千卡/100克

性凉,味甘,入肺、胃、肝经

适宜人群: 一般人群均可食用,特别

适合"三高"、痛风人群

降酸排酸关键词: 膳食纤维、钾、

酸性降压成分

芹菜富含膳食纤维,可刺激胃肠蠕动并促进排便,是肥胖型痛风患者的减肥佳品。芹菜还是钾的优质来源,钾有助于钠的代谢与排出,具有调节血压、促进尿酸排泄的功能。研究还发现,芹菜含有某种酸性降压成分,有明显的降压作用,并发高血压的痛风患者适当吃芹菜,对间歇病情有一定好处。

这样吃更降酸排酸

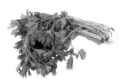

芹菜 + 胡萝卜 → 清热排毒、降压降脂,适合肥胖型痛风患者以及高血压人群

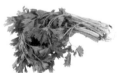

芹菜 + 黑木耳 → 清热利尿、降脂排毒,适合痛风急性发作期以及高血压人群

降酸排酸营养食谱

芹菜炒百合

原料: 芹菜400克,鲜百合100克,枸杞子适量,盐、香油、水淀粉各适量。

做法:

1.芹菜去筋、洗净,切段;百合去黑根,掰成小瓣,锅加水烧开,下芹菜、百合氽烫片刻,捞出,沥干水分。

2.锅加油烧热,下芹菜、百合、枸杞子炒2分钟,调入盐炒匀,用水淀粉勾芡,淋香油。

功效: 清热平肝、利尿除烦。

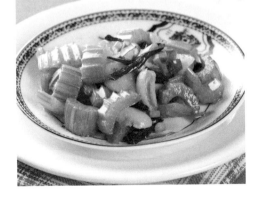

白菜 利尿降脂，防止尿酸性结石形成

热量： 22 千卡 /100 克

性平，味甘，入胃、大肠经

适宜人群： 一般人群均可食用，尤其适合乳腺癌患者

降酸排酸关键词： 钾、膳食纤维

　　白菜营养极其丰富，有"人体所需营养素的宝库"之誉，而且嘌呤含量低，含钾量高，可促进钠的代谢，减少尿酸单钠结晶的形成，适合痛风患者食用。白菜还是膳食纤维的理想来源，有降脂减肥的作用，痛风患者常吃可有效控制体重。中医认为，白菜有利尿消肿、清热解毒的功效，可帮助人体排出多余尿酸，有效预防痛风。

这样吃更降酸排酸

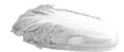

白菜 + 豆腐 → 生津开胃、润肠通便，为痛风患者提供优质蛋白质和维生素

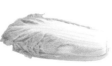

白菜 + 木耳 → 降脂排毒、减肥瘦身，尤其适合肥胖型痛风患者

食用禁忌

　　气虚胃寒的人及腹泻者忌食白菜。

降酸排酸营养食谱

蒜香木耳白菜

原料： 白菜 300 克，干木耳 10 克，植物油、蒜、盐各适量。

做法：

　　1. 木耳用温水泡发，洗净，撕成小朵；白菜洗净，切片；蒜洗净，切片。

　　2. 锅中加入适量植物油，烧至六成热后放入蒜片爆香，加入白菜片翻炒至变软后，放入木耳、盐翻炒至熟即可。

功效： 清热滋阴，润肠排毒，常吃可预防便秘，促进尿酸等废弃物的排泄，对减肥也有帮助。

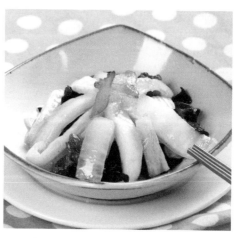

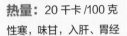

丝瓜

利尿，促进尿酸排泄

热量： 20 千卡 /100 克

性寒，味甘，入肝、胃经

适宜人群： 一般人均可食用，尤其适合痛风患者及"三高"人群

降酸排酸关键词： 低脂肪、低热量、低嘌呤

　　丝瓜翠绿鲜嫩，清香脆甜，含脂肪、热量、糖量、嘌呤都很低，且有利尿作用，可促进尿酸排出，适合高尿酸血症、痛风患者。丝瓜还含有丰富的膳食纤维、维生素以及丰富的微量元素，对减少脂肪摄入、控制体重、减肥瘦身有很好的助益作用。肥胖是诱发痛风的危险因素，所以常吃丝瓜可预防痛风。

这样吃更降酸排酸

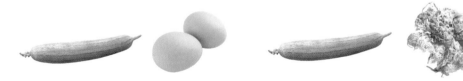

丝瓜 + 鸡蛋　→　提供丰富的营养，增强体质，控制体重

丝瓜 + 菊花　→　清热解毒、利尿消肿，适合痛风急性发作期食用

食用禁忌

　　丝瓜性凉，体虚内寒、腹泻、风寒感冒咳嗽者不宜多吃。

凉拌木耳丝瓜

原料： 木耳 10 克，丝瓜 1 根，蒜、盐、醋、香油各适量。

做法：

1. 把木耳泡发，撕成小朵 丝瓜洗净，去皮切成条；蒜切成末。

2. 把丝瓜放入沸水中焯熟，捞出放入冷水中过凉；木耳也焯熟，过凉。

3. 把丝瓜和木耳放入大碗中，放入蒜末、盐、醋、香油搅拌均匀即可。

功效： 清热解毒、通便、利尿减肥，适合"三高"人群以及痛风患者。

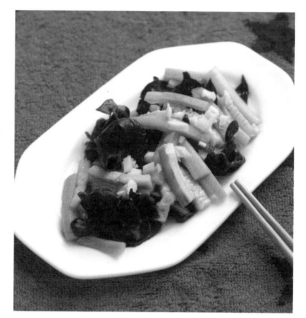

丝瓜炒鸡蛋

原料： 丝瓜 1 根，鸡蛋 2 个，盐、葱花各适量。

做法：

1. 将鸡蛋打成蛋液，加入少量盐，搅匀；丝瓜去皮，切片或切丁备用。

2. 炒锅加热入油，待油温升高，倒入鸡蛋液，炒熟，盛碗备用。

3. 锅内留少许油，倒入丝瓜炒熟，加入已熟的鸡蛋同炒，加入盐、葱花翻炒片刻即可起锅。

功效： 清热解毒、开胃健脾，可帮助痛风患者改善心烦、食欲不振等问题。

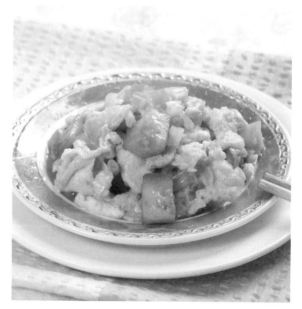

名医小课堂

丝瓜美味小窍门

丝瓜的味道清甜，烹煮时不宜加酱油、豆瓣酱等重口味的调料，以免抢味，也可不用味精或胡椒粉提味，油也要少放，这样才能突出丝瓜清香、嫩滑、爽口的特点。

黄瓜

清除尿酸，帮助减肥

热量： 16 千卡/100 克

性凉，味甘，入肺、胃、大肠经

适宜人群： 一般人均可食用，尤其适宜三高、痛风人群

降酸排酸关键词： 胡萝卜素、钾、丙醇二酸

　　黄瓜中的胡萝卜素和钾的含量都很高，这些都是有益于尿酸代谢的营养素。黄瓜中含有的丙醇二酸能够有效地抑制糖类物质在人体内转变为脂肪，而脂肪在体内堆积过多会形成肥胖，肥胖更不利于尿酸的控制。中医认为，黄瓜具有清热利水、解毒消肿、生津止渴的功效，很适合急性期的痛风患者食用。

这样吃更降酸排酸

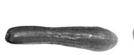 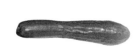

黄瓜 + 胡萝卜 →　预防肥胖，降糖降脂降尿酸

黄瓜 + 鸡蛋 　→　营养更加均衡，提高免疫力

食用禁忌

　　黄瓜性凉，患有腹泻的人不宜食用。

黄瓜拌莴笋

原料： 黄瓜 200 克，莴笋 100 克，香油、盐各适量。

做法：

1. 将黄瓜洗净，切片；莴笋去皮，洗净，切成片。

2. 莴笋片放入沸水中汆烫至变色，放入凉开水中过凉，捞出沥干。

3. 将黄瓜片、莴笋片放入碗中，加盐稍腌，淋入香油拌匀。

功效： 清热排毒、利尿消肿，适合痛风急性发作期食用。

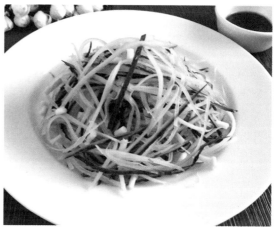

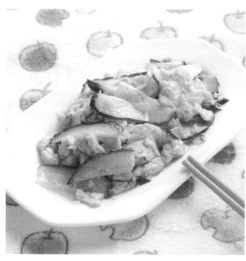

黄瓜炒鸡蛋

原料： 黄瓜 250 克，鸡蛋 1 个，植物油、盐、葱、香油、姜各适量。

做法：

1. 黄瓜切片备用；鸡蛋打匀，打的时候里面稍微放点水淀粉，这样炒出来会更嫩；葱、姜切丝。

2. 锅内放油，油烧至八成热，将鸡蛋液下锅翻炒，熟后盛出备用。

3. 锅内留底油烧热，下蒜、姜丝爆炒，炒出香味，下黄瓜翻炒，黄瓜要熟的时候把炒好的鸡蛋下锅一起炒，加盐，熟后淋上香油，出锅装盘。

功效： 营养丰富、减肥瘦身，可帮助痛风患者补充营养、控制体重。

青椒炒黄瓜

原料： 黄瓜 250 克，青椒 50 克，葱、盐、植物油各适量。

做法：

1. 黄瓜洗净，切成菱形片；青椒洗净，切成菱形片；葱洗净，切葱花。

2. 炒锅烧热，倒植物油，植物油七成热时放入葱花爆香，然后倒入黄瓜片和青椒片翻炒一会儿，炒熟后放入盐调味。

功效： 降脂减肥，帮助痛风患者预防肥胖。

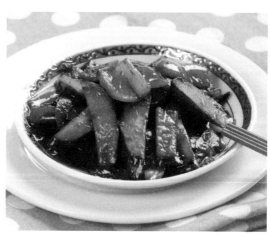

冬瓜

减肥，降脂降糖

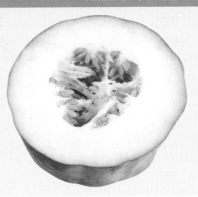

热量： 10 千卡 /100 克

性凉，味甘、淡，入肺、大肠、小肠、膀胱经

适宜人群： 一般人均可食用，尤其适合肾病、高血压、痛风人群

降酸排酸关键词： 维生素 C、钾、丙醇二酸、膳食纤维

冬瓜是一种老少皆宜的常见食材，它含有多种维生素和人体必需的微量元素，可调节人体的代谢平衡，非常适合痛风以及高血压、高脂血症、糖尿病等患者。它所含有的维生素 C 较多，且钾含量高，钠含量低，有利尿排湿、降压降脂、促进尿酸排泄等功效。冬瓜中含有的丙醇二酸、膳食纤维能有效地抑制糖类转化成脂肪，从而起到防止脂肪堆积、减肥的作用。痛风患者经常食用冬瓜，对预防动脉硬化、肾病等并发症有助益作用。

这样吃更降酸排酸

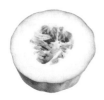

冬瓜 + 西红柿 →　清热生津、利尿消肿，适合痛风急性发作期食用

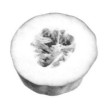

冬瓜 + 木耳　→　清热消肿、利尿除烦、防治便秘，很适合痛风以及"三高"人群

食用禁忌

冬瓜性寒，脾胃气虚、腹泻便溏、胃寒疼痛者，以及经期女性、寒性痛经者忌食冬瓜。

冬瓜炒芦笋

原料： 冬瓜 400 克，芦笋 250 克，植物油、盐、葱、姜各适量。

做法：

1. 将芦笋洗净，去皮，切丁；冬瓜洗净，去皮，去瓤，切块；葱洗净，切末；姜洗净，切丝。

2. 分别把芦笋丁和冬瓜丁放入沸水中焯一下，捞出放入冷水中浸凉。

3. 将葱末、姜丝放入油锅中爆香，然后将芦笋、冬瓜一起放入锅中翻炒，加盐调味。

功效： 清爽开胃、利尿除烦，适合痛风急性发作期食用。

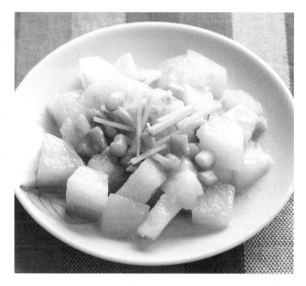

冬瓜萝卜汤

原料： 冬瓜 200 克，白萝卜 200 克，青菜心 50 克，葱、姜、植物油、盐各适量。

做法：

1. 白萝卜、冬瓜去皮洗净切片，青菜心择洗干净，葱切末，姜切丝。

2. 锅置火上，放入适量植物油烧热，下葱、姜爆香，然后下白萝卜、冬瓜入锅翻炒至半透明。

3. 加入适量清水，大火煮沸后转中火煮至白萝卜、冬瓜熟透后，加青菜心、盐略煮即可。

功效： 利尿消肿、清热祛暑，可促进尿酸排泄，预防痛风。

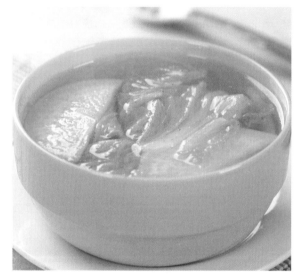

名医小课堂

冬瓜的妙用

◎ **冬瓜玉米须饮：** 冬瓜皮 100 克，玉米须 30 克，白茅根 30 克，水煎取汁，每日 1 剂，分 3 次服用。具有利尿消肿的作用。

◎ **冬瓜大米粥：** 冬瓜 150 克，大米 100 克。将冬瓜去皮、瓤，切小块，加适量姜丝、豆豉略炒，和大米同煮粥食用。每日 2 次。清热解毒，预防感冒。

苦瓜

清热消肿，适合痛风急性期

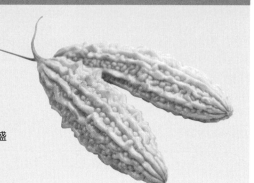

热量：22 千卡 /100 克

性寒，味苦，入脾、胃、心、肝经

适宜人群：一般人均可食用，肝火、胃火旺盛
的人尤其适合

降酸排酸关键词：钾、苦瓜皂苷、奎宁

苦瓜是夏季消暑利尿的必备食材，其含有丰富的钾元素有促进钠排泄、减少尿酸单钠结晶形成的作用。苦瓜中含有的苦瓜皂苷是一种类胰岛素，有降糖、降脂的作用，对痛风合并糖尿病、高脂血症有食疗作用。苦瓜含有的生物碱类物质奎宁具有利尿消炎的功效，可促进尿酸排泄，间歇痛风急性发作症状。

这样吃更降酸排酸

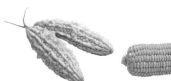 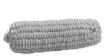

苦瓜 + 玉米　→　清肝火、解热毒，适合发作期的痛风患者

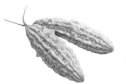

苦瓜 + 胡萝卜　→　降糖降脂，适合痛风合并高血压、糖尿病患者

食用禁忌

苦瓜性寒，脾胃虚寒的人要少吃，尤其不能吃生苦瓜；女性在月经期间也应少吃。

苦瓜有降压降糖的作用，低血压、低血糖者不宜多吃。

凉拌苦瓜

原料： 苦瓜 500 克，盐、彩椒丝、蒜泥、香油各适量。

做法：

1. 将苦瓜剖两半，去瓤洗净，切 1 厘米宽的条，在沸水中烫一下，放入凉开水中浸凉捞出，控净水分。

2. 将苦瓜条、彩椒丝放入盘中，加入少许盐腌制 10 分钟左右，然后控出水分，加入蒜泥、香油拌匀即可。

功效： 清肝解毒、明目去火，适合痛风发作期食用。

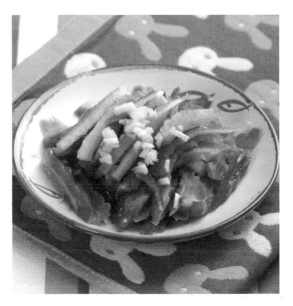

苦瓜枸杞茶

原料： 苦瓜半根（或用干苦瓜片 20 克），枸杞子 10 克。

做法：

1. 将苦瓜去瓤洗净，切成片，放入锅中煮 5 分钟。

2. 用苦瓜水冲泡枸杞子，浸泡 5~10 分钟即可饮用。代茶饮用。

功效： 清热利尿，可促进尿酸的排泄。

雪梨拌苦瓜

原料： 苦瓜 1 根，雪梨 1 个，柠檬 1 个，白糖、白醋、盐、香油各少许。

做法：

1. 苦瓜去瓤、籽，切薄片，雪梨去皮、核，切薄片（也可切丝），分别用水浸泡 10 分钟；柠檬取汁。

2. 将苦瓜薄片和雪梨片放在一起，加盐、柠檬汁、白糖、白醋、香油拌匀装盘即可。

功效： 清爽开胃、利尿消肿，适合痛风发作期食用，亦适合肝火过旺、胃火炽盛者。

南瓜

高钾低钠，促进尿酸排出

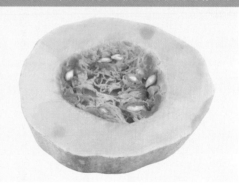

热量： 23 千卡 /100 克

性味归经： 性平，味甘，入胃、大肠经

适宜人群： 一般人均可食用

降酸排酸关键词： 膳食纤维、钴

南瓜是一种深受喜爱的蔬菜，它营养丰富，含有大量的维生素、矿物质以及丰富的膳食纤维，同时也是一种低嘌呤蔬菜，痛风患者适量食用，有助于提高免疫力。研究发现，南瓜含有微量元素钴，这种成分是合成胰岛素所必需的物质，而痛风的形成与发作与人体内胰岛素的分泌有一定的关系。

这样吃更降酸排酸

 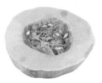

南瓜 + 玉米 → 滋阴润燥、促进排毒，对促进尿酸代谢有益

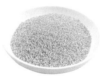

南瓜 + 小米 → 健脾养胃，可帮助痛风患者改善消化功能

食用禁忌

胃热盛、气滞者要少吃南瓜。

降酸排酸营养食谱

胡萝卜南瓜粥

原料： 大米 50 克，南瓜 100 克，胡萝卜 100 克。

做法：

1. 大米洗净，用水浸泡 2 个小时；南瓜去皮、去瓤，切块，胡萝卜洗净，切碎。

2. 锅烧热水，倒入浸泡的米水，煮 40 分钟。

3. 放入南瓜和切碎的胡萝卜，继续边搅拌边煮 30 分钟至软烂即可。

功效： 健脾养胃、益肝明目，痛风患者常吃，有助于改善脏腑功能。

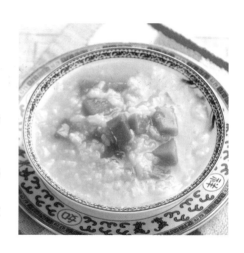

西红柿　生津止渴，促进尿酸排出

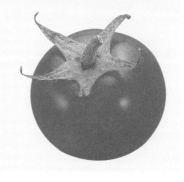

热量： 15 千卡 /100 克

性平，味酸、微甘，入肝、胃、肺经

适宜人群： 一般人均可食用，尤其适合贫血、
消化不良、食欲不振者

降酸排酸关键词： 钾、黄酮类物质

西红柿清甜可口，是日常餐桌上不可缺少的食材之一。它属于高钾低钠食品，可减少尿酸单钠结晶的形成与沉积，经常食用有助于预防痛风的形成和发作。它所含有的黄酮类物质有降压利尿、稳定餐后血糖的作用，可帮助痛风患者预防高血压、糖尿病等并发症。中医认为，西红柿可生津养血、消烦止渴。痛风急性期适量食用西红柿，对间歇疼痛、改善病症有一定好处。

这样吃更降酸排酸

西红柿 + 菜花　→　清热止渴、利尿除烦，预防痛风形成

西红柿 + 鸡蛋　→　营养开胃、易于消化，提高免疫力

食用禁忌

未成熟的番茄含有毒的龙葵碱，不宜食用。

降酸排酸营养食谱

西红柿炒鸡蛋

原料：西红柿 200 克，鸡蛋 2 个，植物油、盐、香葱各适量。

做法：

1. 把鸡蛋打散；香葱洗净、切碎；西红柿切小块。

2. 锅中放植物油，油热后把鸡蛋炒熟，然后铲出放入碗中备用。

3. 放入剁碎的西红柿翻炒片刻，然后放入炒好的鸡蛋翻炒，再放入盐调味即可。

功效：西红柿的酸甜配上鸡蛋的鲜香，既营养又开胃，而且容易消化，很适合需要补充营养的人群。

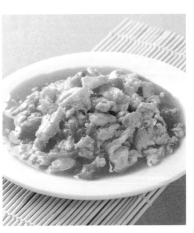

茄子

调节代谢平衡，预防尿酸沉积

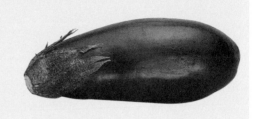

热量： 23 千卡 /100 克

性寒，味苦，入胃、肠经

适宜人群： 一般人均可食用，尤其适合出血性疾病患者

降酸排酸关键词： 钾、芦丁、维生素 C、葫芦巴碱、胆碱

　　茄子是一种很适合痛风患者食用的食材，它不仅嘌呤含量低，而且含有丰富的钾，可以调节人体代谢平衡，预防尿酸单钠结晶的形成和沉积，对预防痛风发作有很好的效果。茄子还含有芦丁、维生素 C、葫芦巴碱、胆碱等成分，可以帮助痛风患者保护血管、降低血脂，预防高血压、高脂血症等并发症。

这样吃更降酸排酸

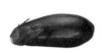 　　　　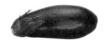

茄子 + 土豆 + 豆角 → 含多种维生素和微量元素，帮助预防高血压、高脂血症　　　茄子 + 大蒜 → 清润滋阴、通便排毒，对尿酸的排泄有一定的助益

食用禁忌

　　茄子性质偏寒凉，脾胃虚寒、容易腹泻、有便溏症状的人群不宜多吃。

降酸排酸营养食谱

青椒茄丁

原料：茄子 300 克，青椒 100 克，蒜、植物油、盐各适量。

做法：

　　1. 茄子去蒂洗净，切成丁；青椒洗净，切块备用；蒜去皮，切末。

　　2. 炒锅置于火上，倒入适量油烧热至六成热，放入茄子翻炒片刻，再放入青椒块翻炒，放入盐、蒜末，翻炒均匀即可出锅。

功效：青椒中富含的维生素 C 可促进茄子中类黄酮的吸收，两者一起做成菜肴食用，可起到降糖、降脂、美白等作用，适合"三高"人群以及痛风患者食用。

土豆

高钾，排钠，排尿酸

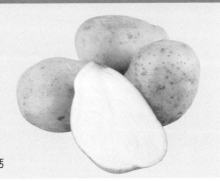

热量： 83千卡/100克

性平，味甘，入胃、大肠经

适宜人群： 一般人群均可食用

降酸排酸关键词： 碳水化合物、膳食纤维、钾、钙

关于土豆，中医认为其能"健脾和胃，利通排便"。痛风患者常因身体上的疼痛而没有胃口吃东西，或者因为卧床休息、缺乏运动而导致便秘，这时可适量吃些土豆来调理。土豆还是不错的减肥食材，其脂肪含量低，所含的碳水化合物和膳食纤维可使人有饱腹感，从而限制其他热量的摄入，痛风患者适量食用对控制体重有一定帮助。另外，土豆还含有丰富的钾、钙等元素，这些成分对尿酸的代谢也有助益。

这样吃更降酸排酸

土豆 + 青椒 → 健脾胃、润肠道，帮助痛风患者控制体重、减肥瘦身

 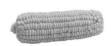

土豆 + 玉米 → 促进肠胃蠕动，防治便秘，对控制体重也有帮助

食用禁忌

土豆碳水化合物含量高，进入人体后可转化成葡萄糖而影响餐后血糖稳定，有糖尿病并发症的痛风患者慎食。

降酸排酸营养食谱

胡萝卜土豆丝

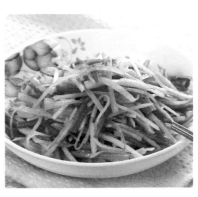

原料： 胡萝卜、土豆各200克，葱、植物油、盐各适量。

做法：

1.胡萝卜洗净，切丝；土豆洗净，削皮，切丝，放入清水中过水，捞出，沥干水分；葱洗净，切成葱花。

2.炒锅烧热，倒油，油七成热时放入葱花爆出香味。

3.先后放入土豆丝、胡萝卜丝煸炒，加盐调味，即可食用。

功效： 清爽开胃、通便排毒，常吃可防治便秘、减肥。

洋葱

缓解痛风急性期疼痛

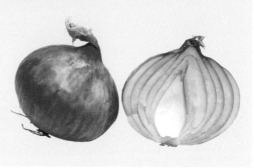

热量： 40 千卡 /100 克

性温，味甘、辛，入肝、脾、胃、肺经

适宜人群： 一般人均可食用

降酸排酸关键词： 前列腺素 A、类黄酮素、硫化物、甲苯磺丁脲类似物质

　　洋葱属于低嘌呤食物，适合痛风患者食用。研究发现，洋葱含有的前列腺素 A、类黄酮素、硫化物等成分，具有降低血液黏稠度、清除血管自由基、保护血管等功效，所含的甲苯磺丁脲类似物质具有刺激胰岛素合成及释放的功效，可帮助痛风患者预防高血压、糖尿病等并发症。

这样吃更降酸排酸

   　　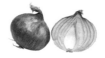

洋葱 + 胡萝卜 + 青椒　→　富含胡萝卜素、膳食纤维、维生素 C 等营养成分　　　洋葱 + 鸡蛋　→　可为痛风患者提供丰富的氨基酸等营养成分

食用禁忌

　　洋葱有一定的刺激性，痛风急性发作期时尽量不吃或少吃，痛风间歇期可适当食用。

降酸排酸营养食谱

洋葱炒黄瓜

原料：洋葱 250 克，黄瓜 300 克，植物油、盐、葱花各适量。

做法：

　　1. 黄瓜刷净，切片；洋葱洗净，剥去老皮、切片。

　　2. 锅中倒入油，大火至七成热时，放入洋葱片煸炒，炒到洋葱变软，呈现略透明状时，放入黄瓜片，炒均匀后加入盐，再继续翻炒片刻即可。

功效：富含维生素、膳食纤维和多种矿物质，有促进消化、预防肥胖等作用，对尿酸的代谢也有助益。

白萝卜
利尿消肿，促进尿酸排出

热量： 16 千卡 /100 克

性凉，味甘辛，归肺、胃经

适宜人群： 一般人群均可食用，尤其适合肝火、胃火过旺者

降酸排酸关键词： 膳食纤维、微量元素、水分

白萝卜有"赛人参"之美称，可见其营养之丰富。白萝卜不仅含有丰富的膳食纤维及微量元素，而且水分含量高，有利尿的作用，痛风患者经常吃，有助于尿酸排泄，对维持尿酸水平稳定有帮助。痛风急性发作时，患者因卧床休息、缺乏运动，容易出现便秘、消化不良、胃口不佳等问题，白萝卜中丰富的膳食纤维能刺激肠胃蠕动，滋润肠道，间歇上述问题。

这样吃更降酸排酸

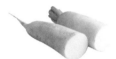

白萝卜 + 醋 → 清热滋阴、开胃、助消化，有一定的减肥作用

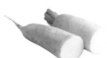

白萝卜 + 冬瓜 → 清热解毒、利尿消肿、润肠排毒，尤其适合痛风发作期食用

食用禁忌

白萝卜为寒凉蔬菜，阴盛偏寒体质者、脾胃虚寒者、慢性胃炎及有先兆流产者均应少食。

降酸排酸营养食谱

凉拌萝卜青椒丝

原料： 白萝卜 300 克，青椒 100 克，香油、盐、香菜、醋各适量。

做法：

1. 分别将白萝卜、青椒洗净，切细丝；香菜洗净，切碎。

2. 将白萝卜丝、青椒丝放入碗中，加香油、盐、醋、香菜一起拌匀即可。

功效： 刺激肠道蠕动，加快机体排毒，还有一定的减肥作用，适合肥胖型痛风患者。

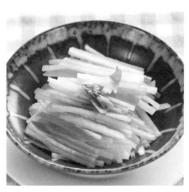

胡萝卜

保护血管，预防"三高"

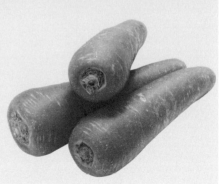

热量： 41 千卡 /100 克

性平，味甘，入脾、胃、肺经

适宜人群： 一般人群均可食用，更适宜病发"三高"的痛风人群

降酸排酸关键词： 胡萝卜素、琥珀酸钾、槲皮素、山奈酚、膳食纤维

胡萝卜历来被视为菜中上品，其所含的胡萝卜素、琥珀酸钾、槲皮素和山奈酚等成分，是维护人体健康不可缺少的营养素，有预防高血压、防止血管老化的作用，痛风患者适量食用，对预防高血压、心脑血管并发症很有益处。胡萝卜含有丰富的膳食纤维，有延缓餐后血糖上升、促进脂肪排出等作用，很适合并发糖尿病、高脂血症的痛风人群食用。

这样吃更降酸排酸

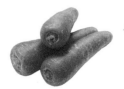

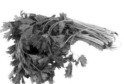

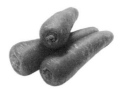

胡萝卜 + 芹菜 →

降脂降糖，适合并发糖尿病、高脂血症的痛风人群

胡萝卜 + 鸡蛋 →

富含营养，可促进细胞再生，预防炎症

胡萝卜炒西瓜皮

原料：西瓜皮 200 克，胡萝卜 100 克，盐适量。

做法：

1. 西瓜皮去绿色外皮、红瓤，切丁；胡萝卜洗净、切丁备用。

2. 锅内放油，油热后放入胡萝卜丁翻炒片刻。

3. 放入西瓜皮丁继续翻炒，待西瓜皮丁变色，放入盐调味即可，根据个人口味也可以放些白糖。

功效：清热消暑、滋阴降火，适合痛风急性发作期食用。

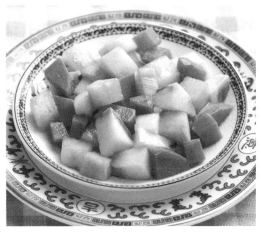

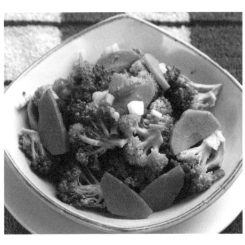

胡萝卜炒西蓝花

原料：西蓝花 100 克，胡萝卜 50 克，植物油、盐、葱各适量。

做法：

1. 西蓝花掰成小朵；胡萝卜切小片；葱切末。

2. 锅热后加少许油，油热至六成，下葱末爆出香味，放入西蓝花翻炒。

3. 再放入胡萝卜片一起翻炒，加水转小火炒至西蓝花断生，收汤后加盐调味即可。

功效：富含膳食纤维、钾、维生素等多种元素，常吃有助于尿酸的排泄，还能预防便秘。

翠绿红玉丝

原料：胡萝卜 200 克，香油 5 克，香菜、姜、盐各适量。

做法：

1. 将胡萝卜洗净，去皮，切细丝，晾干待用；姜去皮切丝；香菜择去黄叶，洗净切段。

2. 将胡萝卜丝放在温开水中泡软，取出挤干水分，同姜丝拌匀装盘，上面放香菜。

3. 取小碗一个，放盐、香油调成汁，浇在胡萝卜丝上即成。

功效：红绿相间，味甜香适口，可降脂减肥，适合肥胖人群。

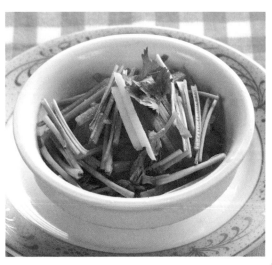

木耳

防凝血，缓解痛风症状

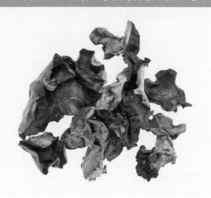

热量： 265 千卡 /100 克

性平，味甘，入胃、大肠经

适宜人群： 一般人均可食用，尤其适合痛风患者及"三高"人群

降酸排酸关键词： 植物胶质、膳食纤维、钾

木耳是一种营养丰富的食用菌，它所含的植物胶质、膳食纤维可使人产生饱腹感，减少其他高热量的摄入，还能促进肠道蠕动，促使肠道中富含脂肪的食物的排泄，有减肥的作用，痛风患者经常吃，对控制体重、预防高脂血症有帮助。黑木耳属于高钾低钠食品，钾有协助钠代谢的作用，可帮助人体预防高血压、减少尿酸单钠结晶的形成和沉积。

这样吃更降酸排酸

 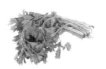

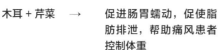

木耳 + 芹菜　→　促进肠胃蠕动，促使脂肪排泄，帮助痛风患者控制体重

 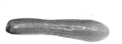

木耳 + 黄瓜　→　滋阴清热、润肠排毒，适合痛风患者以及"三高"人群

食用禁忌

黑木耳有一定的滑肠作用，故脾虚消化不良或大便溏稀者忌食，对木耳及相类似真菌过敏者也应慎食。

名医小课堂

木耳是高嘌呤食物吗

干黑木耳属于高嘌呤食物，但其水发后，重量会增加 10~12 倍，嘌呤含量也会下降至 8.8 毫克 /100 克，此时的木耳则属于低嘌呤食物。考虑到木耳并不是大量食用的食材，多作为配菜使用，只需要限制总量即可。

黑木耳芹菜炒茭白

原料： 芹菜、茭白、水发木耳各100克，植物油、盐、葱、姜各适量。

做法：

1. 芹菜洗净，切成段；茭白去皮，切成片；木耳洗净，撕成小块；葱、姜洗净，切末。

2. 锅中烧开水，把芹菜和茭白焯过，木耳用沸水淋一下。

3. 锅中放入油，烧热后放入葱、姜爆出香味，再放入芹菜、茭白、木耳翻炒，用盐调味，翻炒均匀出锅即可。

功效： 降糖、降脂、降压，痛风患者常吃有助于预防"三高"并发症。

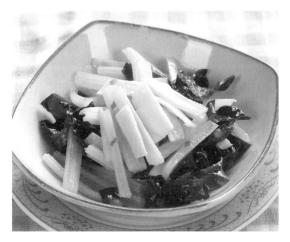

木耳拌黄瓜

原料： 木耳10克，黄瓜100克，蒜泥、盐、香油各适量。

做法：

1. 木耳用温水泡发，去掉根蒂，洗净，撕成小朵；黄瓜洗净拍碎。

2. 将木耳放入开水中焯烫熟，捞起沥干水分，盛盘，加入黄瓜碎、蒜泥、盐、香油拌匀即可。

功效： 清热滋阴、润肠通便，可帮助痛风患者改变消化不良、便秘等问题，对控制体重、减肥也有好处。

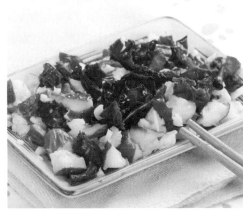

木耳炒莴笋

原料： 莴笋500克，木耳（干）10克，大蒜、香葱、姜、盐、香油各适量。

做法：

1. 木耳泡发洗净，撕成小片；莴笋洗净后削皮，切菱形薄片；大葱斜刀切成小段；姜、蒜切小粒。

2. 锅内放油烧到六七成热，放姜、蒜炒出香味，再放入木耳、莴笋片和香葱段炒熟，加盐调味，淋少许香油即可。

功效： 清热凉血、排毒减肥。

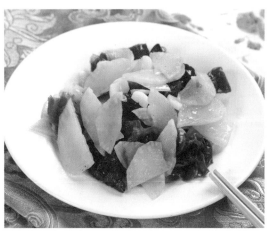

鸡蛋

提供优质蛋白质

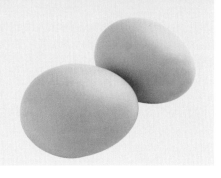

热量： 138 千卡 /100 克

性平，味甘，入脾、肾、胃经

适宜人群： 一般人群均可食用，尤其适合体质虚弱者

降酸排酸关键词： 蛋白质、胆碱

　　鸡蛋有"理想的营养库"之称，其低嘌呤、全营养、高吸收率，是很多痛风患者日常饮食中蛋白质的主要来源。其所含有的蛋白质对肝肾组织损伤有修复作用，可预防尿酸盐结晶对肝肾的伤害，增强机体的代谢功能和免疫功能。鸡蛋黄是矿物质和微量元素的"集中营"，其中所含的胆碱已被证实对尿酸代谢有很大帮助，可加快肾脏排泄尿酸，降低患高尿酸血症的概率。

这样吃更降酸排酸

鸡蛋 + 西红柿 → 开胃生津，增强体质，还能促进尿酸排泄，对维持人体尿酸水平稳定有帮助

 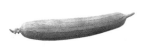

鸡蛋 + 丝瓜 → 营养全面丰富，能帮助痛风患者补充营养、减肥、控制体重

食用禁忌

　　蛋白质过敏、高脂血症尤其是高胆固醇血症、肾病、肝炎患者不宜食用过多；高热患者不宜食用。

降酸排酸营养食谱

茭白炒鸡蛋

原料：茭白 100 克，鸡蛋 2 个，葱花、植物油、盐各适量。

做法：

　　1. 茭白去皮，洗净，切成细条，放入沸水中焯一下，捞出沥干；鸡蛋磕入碗中，打散。

　　2. 锅中加油，烧至七成热时，倒入鸡蛋，炒成鸡蛋块，盛出。

　　3. 锅中放油烧热，放入葱花爆香，倒入茭白炒熟，倒入鸡蛋炒匀，加盐调味即可。

功效：鸡蛋富含蛋白质、矿物质、维生素 B_2 等元素，茭白是膳食纤维的良好来源，二者搭配，营养更加全面。

梨

清热解毒，有助于排酸

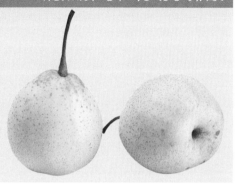

热量： 51千卡/100克

性凉，味甘、微酸，入肺、胃经

适宜人群： 一般人群均可食用，尤其适合肺燥、胃热者

降酸排酸关键词： 钙、镁、钾

梨属于低嘌呤食物，其所含的钙、镁、钾等阳离子，在人体内经过代谢后，可转变为碱性物质，有助于碱化尿液，促进尿酸在尿液中溶解并排出体外。中医认为，梨有解毒利尿的作用。痛风急性发作期间，适当吃梨，有助于间歇病情。

这样吃更降酸排酸

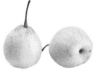 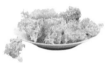

梨 + 银耳 → 滋阴润燥、润肠解毒，对肺胃燥热有较好的食疗作用

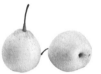 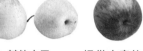

梨 + 其他水果 → 提供丰富的维生素和矿物质，帮助痛风患者碱化尿液，促进尿酸排泄

食用禁忌

慢性肠炎、糖尿病患者及胃寒的人忌食。

降酸排酸营养食谱

雪梨苹果菠萝沙拉

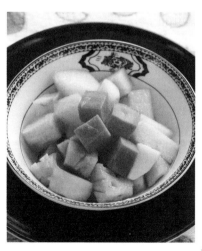

原料： 菠萝100克，雪梨、苹果各50克，胡萝卜、代糖、白醋各适量。

做法：

1. 菠萝去皮、切小块；梨、苹果洗净、去核，切小块；胡萝卜切丁。

2. 锅内放水烧开，将胡萝卜焯水，捞出沥干。

3. 将菠萝、梨、苹果、胡萝卜一同放入大碗内，加代糖、白醋搅拌均匀即可。

功效： 清热利尿，适合痛风急性发作期食用，有促进尿酸代谢的作用。

苹果

加强代谢，分解嘌呤

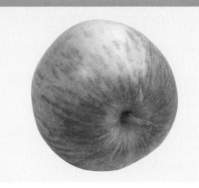

热量： 53 千卡 /100 克

性平，味甘、酸，入脾、肺经

适宜人群： 一般人均可食用

降酸排酸关键词： 钾、维生素 C、铬

苹果酸甜可口，营养丰富，其所含的钾元素有促进钠代谢，预防尿酸单钠结晶形成的作用，对稳定人体尿酸水平有帮助。苹果含有的维生素 C、铬等成分，具有调节人体代谢的作用，对平衡人体尿酸水平、防止痛风形成和发作有帮助。

这样吃更降酸排酸

苹果 + 牛奶 → 生吃开胃排毒，熟吃益脾健胃、厚肠止泻

苹果 + 葡萄 → 强强联手，碱化尿液，促进尿酸代谢

降酸排酸营养食谱

苹果柚子沙拉

原料： 苹果 100 克，柚子 100 克，红椒、芹菜、白醋、盐各适量。

做法：

1. 苹果洗净、切小丁；芹菜洗净切段；柚子去皮，掰成小块；红椒去子、洗净，切小块。

2. 锅内放水烧热，下芹菜焯水，捞出沥干水分。

3. 将处理好的苹果、柚子、芹菜、红椒放一个大碗内，加入白醋、盐，搅拌均匀即可。

功效： 提供丰富的维生素 C、维生素 E、果胶、膳食纤维等成分，具有降糖、降脂、排酸等多种食疗作用。

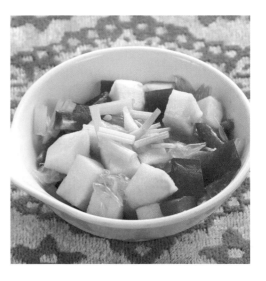

香蕉

高钾、低脂肪，降压降尿酸

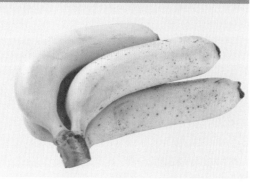

热量： 93 千卡 /100 克

性寒，味甘，入脾、胃经

适宜人群： 一般人均可食用，尤其适合大便干燥、患痔者

降酸排酸关键词： 钾、膳食纤维、消除神经紧张的物质

香蕉中的钾含量是水果中的佼佼者，而钾不仅对调节人体血压、降低血脂有作用，而且还能促进尿酸代谢，预防痛风。香蕉中的膳食纤维还有促进肠胃蠕动，促进肠道中脂肪排泄的作用，可帮助痛风患者管理体重。研究还发现，香蕉中含有多种消除神经紧张的物质，这对因精神压力而患上痛风的人群来说，是相当好的营养品。

这样吃更降酸排酸

香蕉 + 燕麦 → 降压降脂，对减肥、控制体重有好处

香蕉 + 牛奶 → 清热滋阴、利尿，可帮助痛风患者补充水分、促进尿酸排泄

降酸排酸营养食谱

香蕉大米粥

原料： 香蕉 1~2 根，大米 100 克，冰糖适量。

做法：

1. 香蕉去皮，切成丁；大米淘洗干净。

2. 锅中放入大米和适量水，大火煮沸后，加入香蕉、冰糖，改用小火熬 30 分钟即可。

功效： 润肠道、防便秘，可促进对人体有害的物质排出体外，从而起到预防癌症的作用。

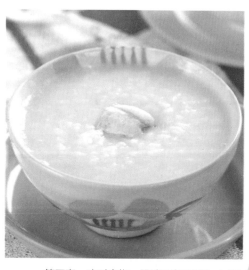

猕猴桃

降尿酸，降血脂，降压

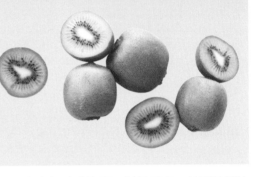

热量： 61千卡/100克

性寒，味酸、甘，入胃、膀胱经

适宜人群： 一般人均可食用，尤其适合心血管疾病患者

降酸排酸关键词： 钾、维生素C、钙、镁

　　猕猴桃是一种味美、营养又不错的水果，含有各种矿物质、微量元素，特别是钾的含量较高，能够抑制钠的吸收，促进尿酸的代谢。另外，猕猴桃还含有丰富的维生素C、钙、镁等物质，具有促进胰岛素分泌、调节血压等多种功效，痛风患者适量食用，有助于预防糖尿病、高血压并发症。

这样吃更降酸排酸

猕猴桃 + 牛奶 → 提供丰富的蛋白质、维生素以及钾、钙等营养物质

猕猴桃 + 香蕉 → 两者都富含钾元素，强强联合，可有效预防尿酸单钠结晶的形成和沉积

降酸排酸营养食谱

猕猴桃香蕉蜂蜜沙拉

原料：猕猴桃1个，香蕉1根，小西红柿60克，蜂蜜适量。

做法：

　　1. 猕猴桃洗净去皮，切小块；香蕉去皮，切小块；小西红柿洗净，切成两半。

　　2. 猕猴桃、香蕉、小西红柿放入盘中，淋上蜂蜜即可。

功效：开胃、润肠、排毒，而且可以为人体提供丰富的抗氧化剂，可促进血液循环，减缓肌肉酸痛等不适。

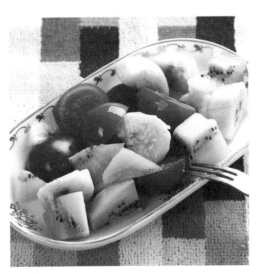

樱桃

促进血液循环，间歇痛风症状

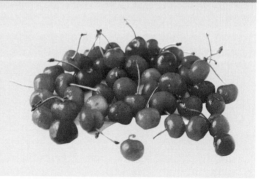

热量： 46 千卡 /100 克

性温，味甘、酸，归脾、肝经

适宜人群： 一般人均可食用，尤其适合消化
不良、贫血、面色黯淡、体质虚弱者

降酸排酸关键词： 花青素、花色素、维生
素 C、维生素 E

　　樱桃酸甜可口，深受人们喜爱，其所含的花青素、花色素、维生素 C、维生素 E 等
成分具有很强的抗氧化作用，它们可清除血液中的自由基，促进血液循环，对尿酸的排
泄也有助益，还能间歇因痛风、关节炎引起的肌肉酸疼的现象。

这样吃更降酸排酸

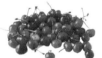 →

樱桃 + 银耳　→　滋阴养血、润泽皮肤，促进　　樱桃 + 哈密瓜　→　促进人体对铁的吸收，预防
　　　　　　　血液循环　　　　　　　　　　　　　　　　　　　贫血，促进血液循环

降酸排酸营养食谱

樱桃玫瑰粥

原料：大米 100 克，玫瑰花 10 克，樱桃 5~6 个，
白糖适量。

做法：

　　1. 玫瑰花浸透，洗净；大米淘洗干净，用清
水浸泡半小时，捞出，沥干水分；樱桃洗净。

　　2. 锅中加入适量清水，放入大米，先用大火
煮沸，再改用小火熬煮成粥，放入玫瑰花、樱桃和
白糖，再煮 5 分钟即可。

功效：活血散瘀，帮助痛风患者改善因瘀血而致的
关节肿胀问题，还有调理月经、痛经的作用。

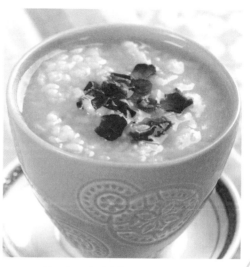

柠檬

促进结晶尿酸的溶解、排出

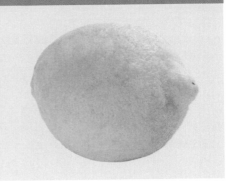

热量： 37 千卡 /100 克

性凉，味甘、酸，入肺、胃经

适宜人群： 一般人群均可食用，尤其适合过敏体质、心血管疾病患者

降酸排酸关键词： 钾、钙、镁、柠檬酸、维生素 C、柠檬多酚

柠檬营养丰富，含有钾、钙、镁等多种矿物质，这些矿物质进入人体后经过代谢可转变为碱性物质，对尿液有一定的碱化作用，可促进尿酸溶解，减少尿液中尿酸盐结晶在泌尿系统沉积的概率。研究发现，柠檬中的柠檬酸、维生素 C、柠檬多酚等成分，有抗氧化、保护血管、预防血压上升的作用。痛风患者经常喝柠檬水，对预防心血管并发症有一定的帮助。

这样吃更降酸排酸

柠檬 + 菊花　　→　　清热利尿，促进尿酸代谢

柠檬 + 生姜　　→　　祛除寒湿，预防关节受寒受潮所致的痛风发作

食用禁忌

柠檬味酸，不可以多吃。

牙痛、糖尿病、胃及十二指肠溃疡患者，以及胃酸过多者不宜吃柠檬。

金橘柠檬汁

原料： 金橘 2~3 个，柠檬 1 个，蜂蜜适量。

做法：

    1. 将金橘和柠檬分别洗净，切成块，一同放入榨汁机中榨成汁，倒入杯中。

    2. 加入蜂蜜与适量凉开水，调匀后即可饮用。

功效： 清热排毒、健脾消暑，促进人体代谢，对尿酸代谢亦有帮助。

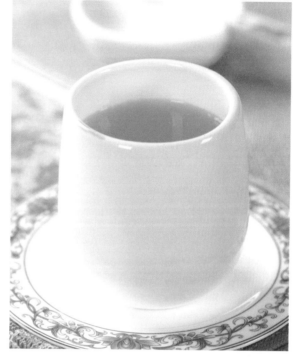

菊花柠檬茶

原料： 干菊花 4~5 朵，柠檬 4 片，蜂蜜少许。

做法：

    1. 将干菊花冲洗一下，放在壶里，加入温水泡 30 秒钟，倒掉茶水（可溶解掉部分嘌呤），然后注入开水。

    2. 泡到菊花出味、水变温时加入柠檬片和蜂蜜，搅拌均匀。

功效： 清热解毒、利尿消肿，常饮可补充水分，促进尿酸排泄。

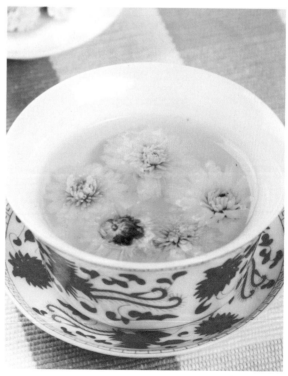

适量吃的中嘌呤食物

绿豆　　　　　清热解毒，利尿排酸

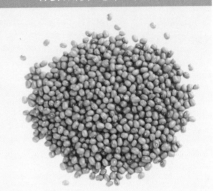

热量：329 千卡 /100 克

性寒，味甘，入心、胃经

适宜人群：一般人均可食用

降酸排酸关键词：蛋白质、B 族维生素、矿物质

　　绿豆是夏季消暑必备佳品，其有利尿解毒、维持人体内水液电解质平衡的作用，对尿酸排泄有一定的促进作用。绿豆还可为人体提供丰富的蛋白质、B 族维生素和矿物质等营养成分，可减少蛋白质分解，帮助痛风患者预防蛋白质缺乏。研究还发现，绿豆中的某些成分有抑菌消炎的作用，可以增强机体免疫力。绿豆虽然属于中嘌呤食物，但在制作过程中会有一部分嘌呤流失，痛风患者适当食用绿豆对身体有一定益处。

这样吃更降酸排酸

绿豆 + 南瓜　　→　　清热解毒、利尿消肿，改善泌尿系统、消化系统问题

绿豆 + 莲藕　　→　　滋阴养血、生津除烦、利水消肿，对促进尿酸代谢有一定好处

食用禁忌

　　痛风急性发作期以及正在服药的人群不宜吃绿豆。

名医小课堂

痛风与豆类的那些事儿

大部分豆类属于中嘌呤食物，其与其他食物搭配做成菜肴的过程中亦有部分嘌呤流失，而豆类可为人体提供丰富的蛋白质、矿物质和 B 族维生素等成分，所以痛风患者少量食用豆类，对身体有一定的益处。但要注意，如果是急性发作期则尽量不要吃，尿酸控制得不理想的人群，建议食用前咨询医生。

竹叶蒲公英绿豆粥

原料： 大米 30 克，绿豆 30 克，淡竹叶 10 克，蒲公英 10 克，冰糖适量。

做法：

1. 先将蒲公英、淡竹叶放入锅中，加入适量清水，煎取药汁；绿豆、大米分别洗净。

2. 将绿豆、大米一同放入锅中，加入适量清水，熬煮成粥后，加入药汁和冰糖，煮沸即可。

功效： 清热除烦、利尿通淋，对小便不利、尿黄等有改善作用。

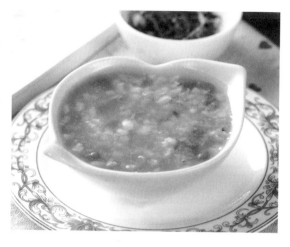

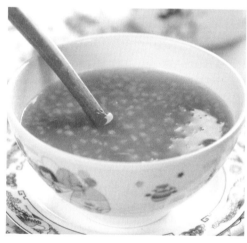

绿豆冬瓜汤

原料： 冬瓜 200 克，绿豆 50 克，葱、姜、盐各适量。

做法：

1. 冬瓜去皮、去瓤，洗净切块；绿豆洗净。

2. 将绿豆、葱、姜放入锅中加水烧开，烧至豆软；放入切好的冬瓜，煮至冬瓜软而不烂，加盐调味即可。

功效： 清热解毒、利尿消肿，对肾病引起的水肿、小便不利等问题有改善作用。

注意： 建议痛风患者吃豆和冬瓜，少喝汤。

绿豆莴笋汤

原料： 莴笋 200 克，绿豆 25 克，香油、葱花、盐各适量。

做法：

1. 莴笋洗净、去皮、切丁；将绿豆淘洗干净，用清水浸泡 20 ～ 30 分钟。

2. 将绿豆置入沸水中煮至开花，随即下入莴笋丁，煮至莴笋熟透后，撒入盐、葱花，略煮片刻，加香油即可出锅。

功效： 清肝火、去热毒、消水肿，可帮助痛风患者调节血糖、血压。

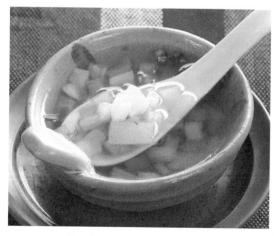

黑米

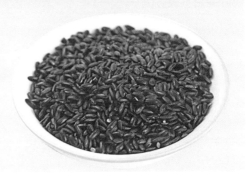

热量： 341 千卡/100 克

性味归经： 性平，味甘，入脾、胃经

适宜人群： 一般人群均可食用

降酸排酸关键词： 维生素 C、叶绿素、花青素、胡萝卜素、强心苷

黑米被誉为五谷杂粮中的"黑珍珠"，具有滋阴补肾、补益脾胃、益气养血等功效，对阳虚、气血亏虚型痛风以及肥胖有一定的改善作用。黑米因为所含的营养成分多聚集在黑色皮层，所以不宜精加工，其也因此保留了较多的维生素 C、叶绿素、花青素、胡萝卜素及强心苷等特殊成分，痛风患者适当吃黑米有很好的补养作用。

这样吃更降酸排酸

黑米 + 红枣 → 补气养血、活血化瘀，适合气血亏虚、瘀滞型痛风

黑米 + 莲藕 → 健脾肾，强健肾功能，对尿酸的代谢有一定帮助

食用禁忌

黑米粥如果不煮烂，不仅营养不易溶出，而且多吃后会加重脾胃负担，因此用黑米煮粥最好先浸泡，或者用高压锅熬煮。同时，消化功能不好的人一次也不要吃太多。

黑米属于中嘌呤食物，痛风患者食用时，最好搭配低嘌呤的谷类、蔬菜。

降酸排酸营养食谱

黑米红枣粥

原料：黑米 25 克，大米 50 克，红枣 10 克，枸杞子 5 克。

做法：

1. 黑米淘洗干净，用清水浸泡 12 小时左右；大米淘洗干净，沥干水分备用；红枣、枸杞子洗净。

2. 将黑米、大米放入锅中，加入适量水，大火煮沸，加入红枣，改用小火熬煮 30 分钟至黏稠，最后放入枸杞子煮 5 分钟即可。

功效：补脾肾、益气血，痛风患者如有阳虚、气虚、血虚症状的可适当食用。

燕麦

控制体重，稳定血糖

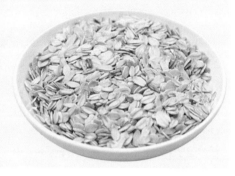

热量： 338 千卡 /100 克

性温，味甘，入肝、脾、胃经

适宜人群： 一般人均可食用，尤其适合中老年人

降酸排酸关键词： 可溶性膳食纤维、钾、镁

燕麦是中老年人的减肥佳品，它含有的可溶性膳食纤维对肠道特别"友善"，可增加肠道蠕动，促进肠道分泌功能，提升肠道对部分尿酸的分解能力，而且还能防治便秘，促进脂肪的排泄，起到减肥的作用。燕麦还是钾、镁等矿物质的良好来源，这些成分对体内废弃物及尿酸的排出有一定的促进作用。燕麦还有稳定餐后血糖的作用，这一点对于患有糖尿病并发症的痛风患者来说很友好。

这样吃更降酸排酸

燕麦 + 牛奶 → 有利于蛋白质、膳食纤维及多种微量元素的吸收

燕麦 + 山药 → 燕麦消食润肠，山药健脾补肾，二者搭配可降脂减肥、促进尿酸代谢

食用禁忌

燕麦中含有大量麸质，因此对麸质过敏的人士应忌食。

降酸排酸营养食谱

燕麦南瓜粥

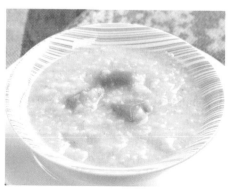

原料： 南瓜 150 克，燕麦片、大米各 50 克，盐适量。

做法：

1. 南瓜洗净，切成小丁；大米淘洗干净。

2. 锅中加适量水，倒入大米煮成粥，加入燕麦片煮一会儿。

3. 倒入南瓜丁，小火煮 10 分钟，加盐调味即可。

功效： 润肠道、防便秘，促进代谢，提高免疫力。

韭菜

适合痛风合并高脂血症

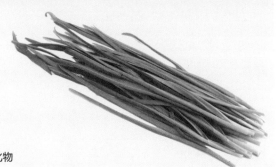

热量： 25 千卡 /100 克

性温，味辛，归胃、肝、肾经

适宜人群： 一般人均可食用

降酸排酸关键词： 钾、膳食纤维、硫化物

　　韭菜是优质的高钾食物，对预防高血压、减少尿酸单钠结晶的形成和沉积有一定的食疗作用。韭菜还是一种不错"健胃消食药"，它含有的膳食纤维具有促进肠胃蠕动、帮助胃肠消化、避免餐后血糖上升太快的作用，痛风患者适量食用有助于预防便秘和糖尿病。研究还发现，韭菜中含有大量的硫化物，具有降血脂和扩张血管的作用，可帮助痛风患者预防高脂血症和高血压。

这样吃更降酸排酸

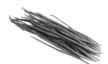

韭菜 + 鸡蛋　→　提供优质蛋白质、膳食纤维、维生素等成分，有健脾养胃、强身健体的作用

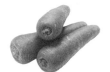

韭菜 + 胡萝卜　→　提供丰富的膳食纤维，降脂减肥，帮助痛风患者控制体重

食用禁忌

　　多食韭菜会上火且不易消化，因此阴虚火旺、眼屎多和胃肠虚弱的人不宜多食。

　　韭菜含粗纤维较多，特别是老韭菜，因此，消化功能较差，尤其是患有胃或十二指肠溃疡的人，应少吃或不吃韭菜，即使吃，也应选鲜嫩韭菜为宜。

降酸排酸营养食谱

素炒韭菜

原料：韭菜 400 克，植物油、盐各适量。

做法：

1. 韭菜洗净，切成段备用。

2. 将炒锅烧热，倒入植物油，放入韭菜段翻炒至快熟时，加入盐调味即可。

功效：减肥、助消化，适合"三高"人群和痛风患者。

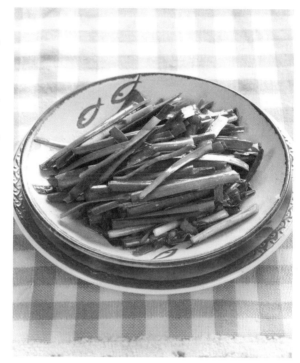

韭菜炒鸡蛋

原料：韭菜 100 克，鸡蛋 2 个，盐适量。

做法：

1. 韭菜洗净，切段；鸡蛋磕入碗中，搅散。

2. 锅加油烧热，下鸡蛋炒至成块，再放韭菜炒软，加盐调味即可。

功效：温中养血，温肾、暖腰膝，痛风患者在间歇期或慢性期适当食用，有助于补充体力，提高免疫力。

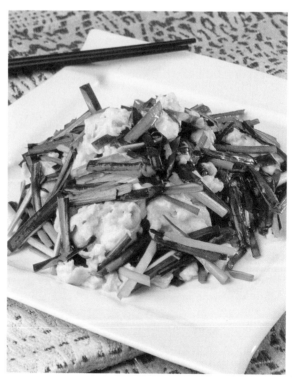

鸡肉

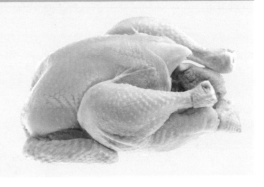

热量： 167 千卡 /100 克

性微温，味甘，归脾、胃经

适宜人群： 一般人均可食用，尤其适合
体质虚弱者

降酸排酸关键词： 蛋白质

　　鸡肉与其他肉类相比，蛋白质含量高，易于消化和吸收，而且氨基酸组成比例适当、种类全面，痛风患者在间歇期或慢性期少量食用鸡肉，有很好的补虚功效。

这样吃更降酸排酸

鸡肉 + 魔芋　→　魔芋富含膳食纤维，鸡肉富含蛋白质，二者同食，可补充营养、降低血脂

鸡肉 + 山药　→　补虚强身，强健肾脏、脾胃功能，增强体质，提高免疫力

食用禁忌

　　尿毒症患者、哮喘、过敏性皮炎和神经性水肿者、发热、牙痛者应慎食鸡肉。

　　鸡皮脂肪含量较多，痛风患者要避免食用，尽量选择去了皮的鸡肉。

降酸排酸营养食谱

鸡肉拌黄瓜

原料： 熟鸡胸肉 70 克，黄瓜 100 克，辣椒油、蒜、醋、白糖、盐各适量。

做法：

　　1. 先将黄瓜洗净，用刀拍一下，切抹刀块放入盘中；鸡胸肉切抹刀片，放在黄瓜上面；蒜切末。

　　2. 将蒜末、盐、醋、白糖放在碗中搅均匀；食用时倒在鸡肉、黄瓜上拌均匀即成。

功效： 补虚损、助消化，适合痛风患者间歇期或慢性期食用。

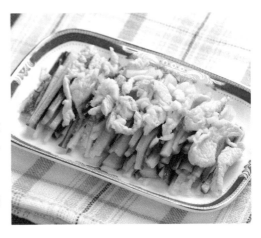

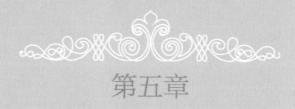

第五章

用对用好中药，轻松稳住尿酸

搞定痛风，

控制好尿酸是必经之路。

中医在控制尿酸方面表现不俗，

我们生活中常见的一些药物、药茶，

以及耳熟能详的传世名方，

就能帮助我们降尿酸，

只要用对了它们，

就能轻松稳住尿酸，

让痛风绕道走。

痛风，中医怎么看

在中医学里，痛风属"痹症""历节"等范畴。痛，指关节疼痛；风，表示起病急骤，痛无定处且来去如风。

痛风是如何形成的

很多人听说过"通则不痛，痛则不通"这句话，意思是如果气血通畅了就不会有疼痛，如果有疼痛说明气血不通畅。这句话也可以套用在"痛风"的身上——痛风之"痛"，是因为关节里面有东西堵住了。这个东西就是"湿浊"。

湿，即湿气；浊，混浊。湿浊的存在，说明患者身体里湿气重浊黏腻。湿具有粘滞、趋下的特点，而且它留滞在身体的任何部位都容易影响气血的流通而致病。痛风之所以多发生在腿脚部位，也是因为湿邪堆积在下肢关节经络，阻碍其气血运行，慢慢地各种垃圾就容易在这个地方沉淀，垃圾越堆越多，最后导致痛风发作。大部分痛风患者身形肥胖，也是湿留滞于皮下惹的祸。

湿还有一个特点，就是郁而化热。我们身体里的阳气是向外宣发、向上运行的，而湿邪阻滞，影响了阳气的运行，阳气内郁得不到宣发，郁积的时间久了就会发热。这也是痛风急性发作时，患者受累部位出现红肿、灼热的原因。

那么，人体是怎么招惹上的湿热而导致痛风的呢？中医认为跟脾胃虚弱、肾阳虚衰、饮食不节、外邪入侵等有关。

◎ 在中医里，脾胃系统负责运化水湿，脾胃虚弱则运化失司，水湿痰饮内生，日久化热，湿热留滞于关节而导致痛风发作。

◎ 脾的运化功能又有赖于肾阳的温煦和气化，如果肾阳虚衰也会影响及脾，导致湿浊内生。

◎ 长期吃膏粱厚味，可加重脾胃负担，损伤其功能而导致脾虚，脾虚又会生湿化热，湿热之邪阻滞于关节，就会导致关节部位红肿、灼热、疼痛。

◎ 人体如果感受风、寒、湿邪，亦可影响到脾肾功能，从而致使湿浊内生，闭阻经络关节而导致痛风发作。

因此，治疗痛风需要清热除湿、活血化瘀、祛风通络。另外，湿属阴邪，长期留滞人体，亦可损害脾肾、肝脏等器官，所以治疗痛风也需要健脾胃、益肝补肾。

痛风的主要证型

根据病程的发展和症状，痛风主要分为以下证型：

◎ 湿热蕴结型（常见于急性期）

主要症状：起病急骤，多发生于夜间；下肢小关节突然红肿热痛，按压疼痛加剧，局部灼热，得冷则舒，伴有发热、口渴、心烦、小便短黄等。

治疗原则：清热祛湿，通络止痛。

◎ 瘀热阻滞型（常见于慢性期）

主要症状：关节红肿刺痛，局部出现肿胀变形，屈伸不利，肌肤呈暗紫色、表面稍硬；或有皮下结节，肌肤干燥，肤色暗黧。

治疗原则：清热化瘀，逐湿通络。

◎ 痰浊阻滞型（常见于慢性期）

主要症状：关节肿胀，局部酸麻疼痛，甚至出现强直畸形，屈伸不利；或有痛风石，痛风石表面不红。

治疗原则：化痰祛瘀，通络止痛。

◎ 风寒湿痹型（常见于慢性期）

主要症状：关节肿痛沉重，活动受限，但不感觉灼热；遇热疼痛间歇，遇寒则疼痛加剧；伴有发热症状。

治疗原则：除湿通络，散寒止痛。

◎ 肝肾阴虚型（常见于慢性期、肾病期）

主要症状：关节疼痛反复发作，迁延不愈，像被棍棒打过一样，病情白天稍轻，夜晚加重；局部关节变形，活动受限，腿脚疼痛无法走路；疼痛部位肌肤麻木不仁；患者感觉头晕耳鸣，面部及两颧部位皮肤发红，口干口渴。

治疗原则：滋补肝肾，强筋壮骨。

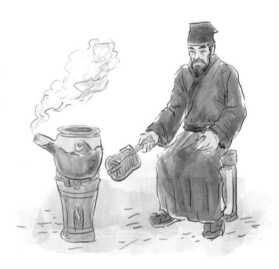

降酸排酸食药物质

莲子 健脾益肾，利尿除湿

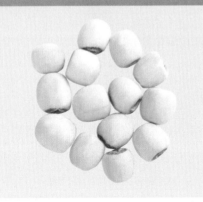

性平，味甘、涩，归脾、肾、心经

适宜人群： 一般人群均可食用

降酸排酸关键词： 维生素 E、钾、钙、磷、镁

莲子是生活中常见的可药可食之品，鲜品可直接食用，干品可煎汤亦可泡软后用来煮粥、熬汤，其有补脾止泻、益肾固精、养心安神的功效，痛风患者使用可补益脾肾，对减轻关节疼痛有益。研究发现，莲子含有丰富的维生素 E 以及钾、钙、磷、镁等矿物质，对调节水液代谢、促进尿酸排泄有一定的帮助。

这样用更降酸排酸

莲子 + 薏苡仁 → 清热健脾、利尿除湿，有助于改善湿热蕴结型痛风

莲子 + 山药 → 健脾益肾、强壮筋骨，适用于肝肾阴虚型痛风

使用禁忌

莲子有收涩的功效，中满痞胀及大便燥结者忌食；体虚或者脾胃功能弱者慎食。莲子不易消化，不宜大剂量服用，否则会出现腹胀、呕吐等消化不良的反应。

莲子芡实粥

原料：大米 100 克，莲子 40 克，芡实 40 克，冰糖适量。

做法：

1. 大米、芡实淘洗干净，用冷水浸泡 3 小时，捞出沥干水分；莲子洗净，用冷水浸泡回软，除去莲心。

2. 锅中加入约 2000 克冷水，将莲子、芡实、大米放入，大火烧沸，改小火熬煮成粥，下冰糖调味，再稍煮片刻即可。

功效：健脾益气、养肾涩精，适合脾肾两虚的痛风患者。

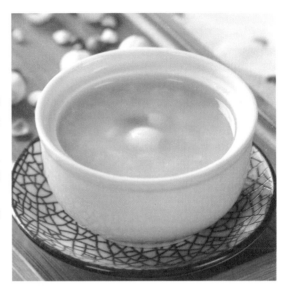

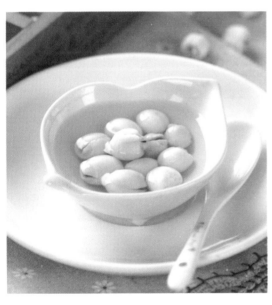

莲子汤

原料：莲子 300 克，白糖适量。

做法：

1. 将莲子用清水泡涨、洗净，去衣去心。

2. 将莲子放在碗中，加适量清水浸没，上蒸屉大火蒸至莲子酥烂，出笼。

3. 锅中加入适量清水，放入白糖和已蒸酥的莲子，大火煮，边煮边搅，煮至沸即可。

功效：补脾止泻、益肾涩精、养心安神，适合脾虚、肾虚者。

莲子枸杞烩菠菜

原料：菠菜 400 克，新鲜莲子 100 克，枸杞子 10 克，盐、水淀粉各适量。

做法：

1. 新鲜莲子洗净，用清水泡软后入沸水中氽烫至熟，捞出；枸杞子洗净，泡软；菠菜洗净，切段，入沸水中氽烫，捞出沥干水分。

2. 锅加油烧热，下莲子、菠菜、枸杞子、少许水，用中火烧 2 分钟，加盐、水淀粉调匀即可。

功效：滋阴补肾，养肝明目。适合肝肾阴虚型痛风，以及眼睛干涩、肠燥便秘者。

荷叶

清热利尿，降压降脂

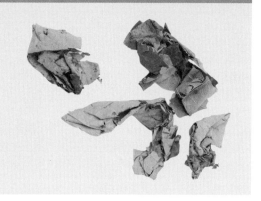

性平，味苦、涩，归心、肝、脾经

适宜人群： 一般人群均可食用

降酸排酸关键词： 荷叶碱、膳食纤维、柠檬酸、葡萄糖

　　荷叶可药可食，其鲜品常用来煮粥或做凉拌菜，具有清热利尿、降脂降糖的功效；干品则常用来泡茶、入药，具有除烦止渴、减肥等功效，对暑热、口渴、肥胖、高血压、高血脂等有辅助治疗作用。研究发现，荷叶中含有的荷叶碱、膳食纤维、柠檬酸、葡萄糖酸等物质，可以扩张血管，促进脂肪分解，增强代谢。痛风患者适当吃荷叶或者用荷叶泡茶喝，对间歇关节疼痛、预防高血压和高脂血症有帮助。

这样用更降酸排酸

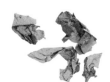 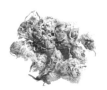

荷叶 + 菊花　→　清热祛湿、降压降脂，对痛风、高血压有间歇作用

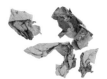 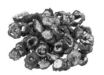

荷叶 + 山楂　→　清热滋阴、活血祛瘀，可帮助痛风患者改善关节疼痛

使用禁忌

　　体质瘦弱和气血不足者慎用荷叶。

荷叶莲子粥

原料： 大米 200 克，莲子 100 克，干荷叶 10 克。

做法：

1. 荷叶用清水浸泡 1 小时，切成细丝；大米洗净；莲子洗净。

2. 锅中加入适量清水，大火煮沸会放入荷叶煮 30 分钟后，捞出荷叶。

3. 将大米放入锅中，煮至半熟时放入莲子，煮至粥熟即可。

功效： 清热解毒、清心健脾、补中养神、消脂降压，适合痛风患者以及"三高"人群。

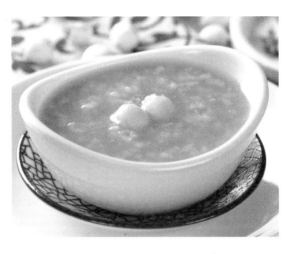

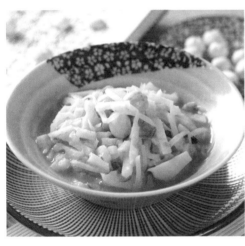

荷叶莲藕炒豆芽

原料： 荷叶 200 克，绿豆芽 150 克，鲜藕 100 克，莲子 50 克，花生油、盐、淀粉各适量。

做法：

1. 将莲子、荷叶洗净放入锅中，加适量清水，小火煎汤后，拣出莲子、荷叶，汤放一旁备用。

2. 将鲜藕洗净，去皮，切成细丝。

3. 炒锅中加入少许花生油烧热，放入藕丝煸炒至七成熟，加入熟透的莲子和洗净的绿豆芽，翻炒至绿豆芽熟软。

4. 锅中倒入莲子荷叶汤，加适量的盐调味，用淀粉勾芡即可。

功效： 健脾利湿、消肿减肥。

冬瓜荷叶汤

原料： 冬瓜 500 克，鲜荷叶 20 克，盐适量。

做法：

1. 冬瓜削皮，去瓤、籽，切成块状；鲜荷叶洗净，切成丝。

2. 将冬瓜和荷叶一同放入锅中，加适量清水，先用大火煮沸后，改用小火煮熟，加入盐调味即可。

功效： 清热解毒、利水祛湿。

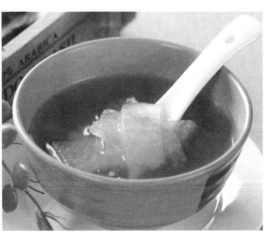

百合

利尿消肿，间歇疼痛

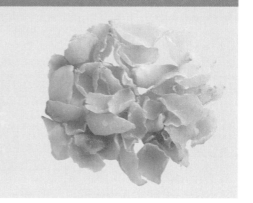

味甘，性微寒，入心、肺经

适宜人群： 一般人群均可食用

降酸排酸关键词： 秋水仙碱、百合苷、
蛋白质、多糖

　　百合是生活中常见的药食两用之品，其具有滋阴润燥、清热解毒、利尿消肿、养心除烦等功效。研究发现，百合含有的秋水仙碱有消炎、止痛的作用，对急性痛风性关节炎有辅助治疗作用；百合还是助眠佳品，其含有的百合苷有镇静催眠的作用，可帮助痛风患者改善睡眠、提高睡眠质量。另外，百合中的蛋白质和多糖可帮助人体提高免疫力，对预防痛风发作也有一定好处。

这样用更降酸排酸

百合 + 莲子　→　**清热解毒、利尿消肿、健脾**
祛湿

百合 + 枸杞子　→　**滋阴补肾、清热除烦、养心**
安神

使用禁忌

　　百合性寒，风寒咳嗽、中寒便溏者忌服。

三色炒百合

原料： 百合 100 克，红椒、西芹、水发木耳各 20 克，盐、白糖、生姜、淀粉各适量。

做法：

1. 将鲜百合洗净；红椒洗净切成小片；西芹去筋切成片；水发木耳洗净切成小片；生姜洗净切片。

2. 锅中加入适量清水煮沸，放入百合、西芹和木耳，中火煮沸后立刻捞出。

3. 取干净炒锅，加入适量食用油烧热，放入生姜、红椒翻炒几下，再放入百合、西芹、木耳、盐和白糖，中火炒透入味，再用淀粉勾芡即可。

功效： 滋阴润燥、清心除烦，适合阴虚火旺、湿热蕴结者。

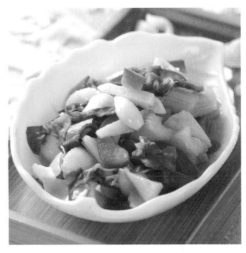

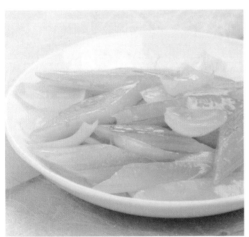

西芹炒百合

原料： 鲜百合 100 克，西芹 200 克，植物油、盐各适量。

做法：

1. 百合去掉黑色部分，掰成小瓣，清洗干净；西芹洗净斜切成薄片。

2. 锅中水沸后分别放入西芹和百合汆烫一下，过凉水并沥干。

3. 锅中油热后，放入西芹、百合翻炒 2 分钟，加盐调味即可。

功效： 清热解毒、利尿、养心除烦、降压降脂。

香蕉百合银耳汤

原料： 鲜百合 100 克，香蕉 2 根，银耳 5 克，枸杞子 10 克，冰糖适量。

做法：

1. 将银耳用凉水浸泡 2 小时，去蒂及杂质后撕成小朵；新鲜百合剥开，洗净去老蒂；香蕉去皮，切小片；枸杞子洗净。

2. 将银耳放入碗中，加水，入蒸笼蒸 20 分钟，取出备用。

3. 将所有原料（冰糖除外）放入炖盅中，加冰糖和适量水，入蒸笼蒸 20 分钟即可。

功效： 滋阴清热、润肠通便、利尿消肿。

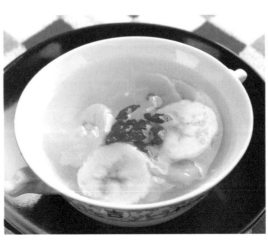

菊花

清热祛火，降压降脂

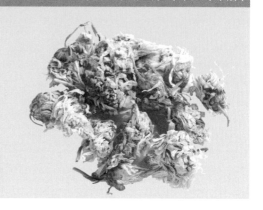

性微寒，味辛、甘、苦，归肺、肝经

适宜人群： 一般人群均可食用，尤其适合风热感冒、目赤肿痛者

降酸排酸关键词： 挥发油、黄酮类化合物、维生素 E

菊花气味芬芳，具有清热解毒、祛风明目、生津止渴等功效，常用菊花泡茶喝，对于肝阳上亢型高血压、湿热蕴结型痛风有一定的改善作用。研究发现，菊花中含有的挥发油、黄酮类化合物、维生素 E 等成分，有降低胆固醇、保护血管、促进代谢的作用，痛风患者适量饮用菊花茶，可预防高血压、高脂血症。

这样用更降酸排酸

菊花 + 山楂 → 清热活血，帮助痛风患者改善湿热蕴结、气血瘀滞之症

菊花 + 金银花 + 甘草 → 清热解毒，可帮助皮肤破溃的痛风患者预防感染

使用禁忌

菊花性微寒，脾胃虚寒者慎用；疏散风热宜用黄菊花，平肝、清肝明目宜用白菊花。

菊花龙井茶

原料：菊花 5 克，龙井茶 5 克。

做法：将菊花和龙井茶同放杯中，热水冲泡即可饮用。代茶饮，每天 2 次，冲饮至味淡。

功效：清热滋阴、利尿消肿，对湿热蕴结所致的关节红肿热痛有一定的改善作用。

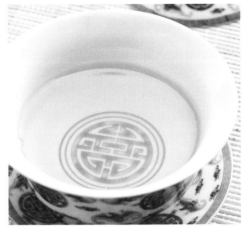

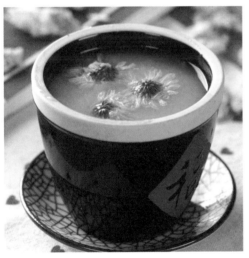

菊花粥

原料：大米 100 克，白菊花 15 克。

做法：

　　1. 白菊花去蒂，洗净；大米淘洗干净备用。

　　2. 将大米放入锅中，加入适量清水，大火煮沸后，改用小火慢熬，煮至粥快熟时加入白菊花，煮沸即可。

功效：清肝明目、平降肝阳，适用于患有肝阳上亢型高血压的痛风患者。

玉米须菊花茶

原料：玉米须 10 克，贡菊花 5 克。

做法：

　　1. 玉米须和贡菊花用清水冲洗几遍，去掉表面的灰尘。

　　2. 锅中放清水，大火烧开，放入玉米须和贡菊花，改小火煮 20 分钟即可。

功效：菊花清肝明目，玉米须利尿降压，两者合用对关节肿痛、头晕目眩等有一定的改善作用。

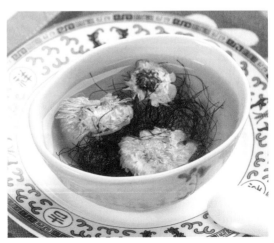

金银花

清热解毒，抗炎消肿

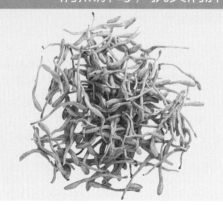

性寒，味甘，入肺、胃、心经

适宜人群： 一般人群均可食用，可用于
各种热性病

降酸排酸关键词： 木犀草素、肌醇、
皂苷

金银花是夏日消暑的必备茶品，也是中医里常用的清热解毒、抗炎、凉血之药，常用于外感风热、外疡内痈、暑热等症。痛风发作时，患者关节灼热红肿是体内有热的表现，适当喝金银花茶有助于改善症状。研究发现，金银花中含有的木犀草素、肌醇和皂苷等物质，能分离出绿原酸和异绿原酸，它们是金银花抗菌消炎作用的主要成分，具有抗炎、抗病的作用。

这样用更降酸排酸

金银花 + 绿茶 → 清热解毒、抗菌消炎，适用于
湿热蕴结型痛风

金银花 + 菊花 → 金银花性寒，女性经期内忌
用，脾胃虚寒及气虚疮疡者
忌服

降酸排酸营养药膳

金银花粥

原料：大米 100 克，金银花 30 克，白糖适量。

做法：

1. 大米洗净，冷水中浸泡半小时，捞出沥干；金银花去杂洗净。

2. 锅中加入适量清水，放入大米，大火煮沸后改用小火煮至粥将成时，放入金银花，煮沸后加入白糖调味即可。

功效：清火解毒、利气消暑，对暑热引起的发热、呕吐等不适，以及外感湿热引起的痛风发作有改善作用。

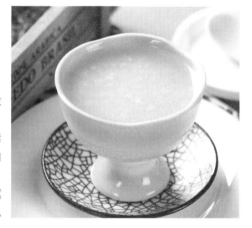

马齿苋

解毒消炎，清热退肿

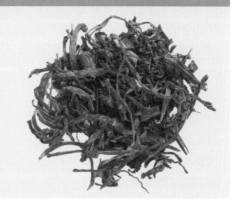

性寒，味酸，入肝、大肠经

适宜人群： 一般人群均可食用，尤其适合体内有湿热者

降酸排酸关键词： 钾

马齿苋可药可食，鲜品可凉拌、煮粥食用，干品可煎汤后当茶饮用，其具有清热解毒、凉血利尿等功效，常用对于痈肿疮毒及大肠湿热导致的便血、痔血、急慢性肠炎等，对湿热蕴结型痛风亦有一定的食疗作用。研究发现，新鲜马齿苋含有大量的钾元素，而钾元素可促进钠排泄，减少尿酸单钠盐结晶的形成和沉积，对预防痛风发作有益，同时还有预防和改善高血压的作用。

这样用更降酸排酸

马齿苋 + 冬瓜 → 清热解毒、利尿除湿、除烦止渴、消肿

马齿苋 + 薏苡仁 → 清热祛湿、利尿消肿，适用于体内有湿热者

降酸排酸营养药膳

马齿苋大米粥

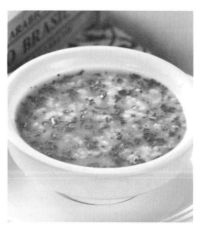

原料： 大米50克，马齿苋100克，盐、葱、食用油各适量。

做法：

1. 马齿苋去杂洗净，放入沸水中焯一下，捞出过冷水漂去黏液，沥干水分，切碎；大米洗净；葱洗净切末。

2. 锅中放入适量食用油烧热，放入葱末煸香后，放入马齿苋和盐，炒至入味后盛出。

3. 大米放入锅中，加入适量清水，煮至成粥，放入炒好的马齿苋即可。

功效： 清热利湿、解毒消肿。

薄荷

清热利尿，祛湿排酸

性凉，味辛，入肺、肝经

适宜人群：一般人群均可食用

降酸排酸关键词：薄荷醇

薄荷是人们熟知的药食同源之物，鲜品可直接入菜、煮粥、煮汤，可清凉解暑、防暑降温；干品可用来泡茶，有疏风散热、清热利尿、化湿和中之功。痛风发作时多湿热蕴结，适当用薄荷有助于化湿除热，改善症状。研究发现，薄荷中含有的薄荷醇具有多种药性，可抗菌消炎、利尿、助消化等，痛风患者适当食用，对于促进排尿、促进尿酸排泄有一定的帮助。

这样用更降酸排酸

薄荷 + 绿茶 → 清热解毒、祛除湿气、减肥瘦身

薄荷 + 柠檬 → 抗菌消炎、开胃助消化，提高免疫力

使用禁忌

体虚多汗、脾胃虚寒、失眠、腹泻、便溏者切忌多食、久食薄荷；孕妇、哺乳期女性不宜服用。

降酸排酸营养药膳

薄荷柠檬绿茶

原料：薄荷2克，绿茶3克，冰块少量，新鲜柠檬1片，蜂蜜少量。

做法：绿茶用85℃的开水冲泡3分钟，加入冰块、蜂蜜、几片薄荷和柠檬，拌匀即可饮用。

功效：清热消暑、除烦止渴、利尿消肿。

薏苡仁

利尿排酸，间歇痛风

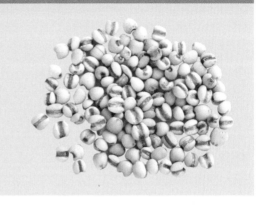

性微寒，味甘淡，归脾、肺、胃经

适宜人群： 一般人均可食用，尤其适宜水肿、皮肤粗糙者

降酸排酸关键词： 薏苡聚糖、薏苡仁酯、钙、镁

薏苡仁（薏米）既是粗粮，也是药物，有利湿健脾、清热利尿等功效，适合因痰湿、痰浊所致的痛风。《世医得效方》中就有薏苡粥治疗风湿痹的记载。研究还发现，薏米中含有的薏苡聚糖、薏苡仁酯、钙、镁等成分，有促进代谢、保护血管、分解胆固醇的作用，痛风患者常食薏米有预防高血压、防止血脂水平上升的作用。另外，薏苡仁中的某些成分对改善关节炎症有较好的作用。

这样用更降酸排酸

薏苡仁 + 百合 → 清热利湿、健脾益胃，对风湿性关节炎有改善作用

薏苡仁 + 冬瓜 → 清热除湿，适用于湿热蕴结型痛风

使用禁忌

脾虚无湿、脾胃虚寒、肠胃虚弱者慎食薏苡仁；薏苡仁性寒，不适合长期大量食用，一般连续食用不宜超过一周。

降酸排酸营养药膳

薏仁糙米粥

原料：薏苡仁 50 克，糙米 50 克。

做法：

1. 薏苡仁洗净，放入清水中浸泡 2 小时，捞出沥干；糙米洗净。

2. 锅中加入适量清水，放入薏苡仁、糙米，大火煮沸后，改用小火熬煮至薏苡仁、糙米熟烂即可。

功效：利水消肿、祛脂减肥，痛风患者常吃有助于减肥、促进尿酸排泄。

茯苓

清热利湿，健脾补中

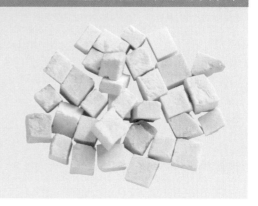

性平，味甘、淡，入心、脾、肾经

适宜人群： 一般人群均可食用

降酸排酸关键词： 茯苓多糖、胆碱、钾

　　茯苓兼具食用与药用功能，可磨成粉后泡茶饮用，有利尿通淋的功效；亦可做成面食、糕点食用，以健脾补中。痛风的形成与脾虚无以运化水湿有关，患者适当食用茯苓，对祛除水湿、增强脾胃功能有助益。现代药理研究发现，茯苓中的茯苓多糖、胆碱、钾等物质进入人体后，可以起到利尿的作用，可促进尿酸的排泄，改善水肿、小便不利等症状。

这样用更降酸排酸

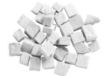

茯苓 + 山药 → 健脾益肾，适用于脾虚、肾虚者

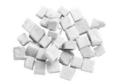 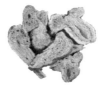

茯苓 + 白术 → 清热利湿，改善小便不畅、水肿等症

使用禁忌

　　阴虚无湿热、虚寒精滑者慎用茯苓；低血糖、低血压、水及电解质紊乱等患者不宜大量长期使用茯苓。

茯苓粥

原料： 大米 100 克，白茯苓 10 克，生姜 10 克，盐适量。

做法：

1. 把茯苓和生姜洗净、捣碎，加入适量清水，浸泡半小时。

2. 将茯苓和生姜一同放入锅中，煎取药汁。

3. 将药汁与大米一同放入锅中，加入适量清水熬煮成粥，快熟时加入少许盐搅匀即可。

功效： 益气健脾、利水渗湿、消解疲劳，可用于湿热蕴结型痛风。

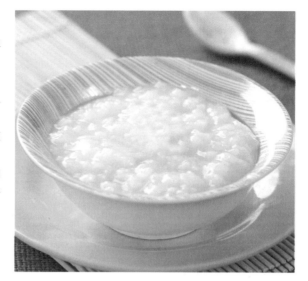

二苓泽泻粥

原料： 茯苓、猪苓各 10 克，泽泻 6 克，大米 100 克，白糖少许。

做法：

1. 将猪苓、茯苓、泽泻清洗干净，放进锅内，加 2 碗水煎煮 10 分钟，滤去药渣，取汁备用。

2. 大米淘净，放进药汁中，再添适量清水，煮成稀粥，然后加白糖搅开，再煮片刻即可食用。

功效： 利水渗湿、清热消渴，适用于脾虚水湿内停引起的食欲不振等症。

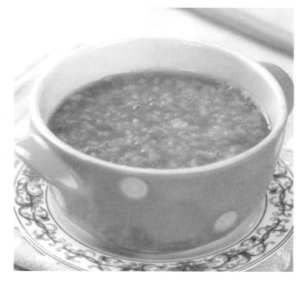

名医小课堂

茯苓的炮制方法

茯苓不能直接使用，药品中茯苓都是炮制过后的成品。茯苓的炮制方法为：取茯苓浸泡，然后蒸熟，切片晒干即成白茯苓。白茯苓的健脾效果良好。

朱茯苓也是茯苓"家族"的一员，其用朱砂进行包裹，晾干后使用，因安神效果良好而常用于心脾两虚导致的心悸、失眠等症。

降酸排酸常用中药

当归 活血化瘀，通络止痛

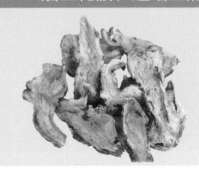

性温，味甘、辛，入心、肝、脾经

适宜人群：遵医嘱服用

降酸排酸关键词：香豆素、当归多糖、当归内酯

当归被历代医家视为"补血第一药"，具有补血活血、调经止痛、润肠通便等功效，常用于闭经痛经、风湿痹痛、跌扑损伤等，对于因为血瘀或血流不畅所致的肿胀疼痛有很好的疗效。痛风因湿浊阻滞经络关节、气血不通畅所致，适当食用当归可活血化瘀，促使气血运行通畅，"通则不痛"，气血通了，痛风之"痛"也就减退了。现代药理研究发现，从当归中分离出来的香豆素、当归多糖、当归内酯等成分，具有激活人体免疫细胞、增强免疫细胞活性的作用，这对抵抗关节炎症有一定的帮助。

这样用更降酸排酸

  当归 + 白芍 → 养血活血，改善肝血不足之头晕耳鸣、肢体屈伸不利等症

使用禁忌

当归甘温润补，月经过多、有出血倾向、阴虚内热、大便溏泄者均不宜服用；孕妇慎用；心功能不全者、低血压患者、出血性疾病患者不宜长期大量服用。

降酸排酸营养药膳

当归生地茶

原料：当归、生地黄各9克。

做法：

1. 将当归、生地黄放入锅中，加约800毫升水煎煮30分钟。

2. 取汁放于杯中，晾温后即可饮用。每日1剂，早、中、晚各1次，分3次饮完。

功效：当归补血活血，生地黄清热凉血，两者一起泡茶，有活血化瘀、止痛的作用。

川芎

活血化瘀，祛风止痛

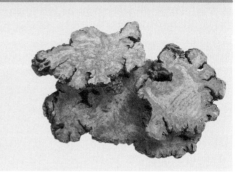

性温，味辛，入肝、胆、心包经

适宜人群： 遵医嘱服用

降酸排酸关键词： 川芎嗪

《本草新编》中说川芎可使"血闭者能通，外感者能散"，可见其活血化瘀、祛风止痛之功卓著。川芎的使用也很广泛，适宜血瘀阻滞所致的各种病症如痛经、闭经，风邪、湿邪入侵所致的头痛、风湿性关节炎、湿热蕴结型痛风等。现代药理研究发现，川芎提取物川芎嗪有利尿的作用，可帮助痛风患者增加尿量、促进尿酸的排泄。

这样用更降酸排酸

川芎 + 土茯苓 → 祛除湿热，适用于风湿痹痛等症

川芎 + 羌活 → 活血祛瘀，常用于手足痉挛、屈伸不利等症

使用禁忌

肝阳上亢及阴虚阳亢者不宜服用川芎；女性月经过多者以及孕妇不宜食用；热盛出血、大便溏泄者慎用。

降酸排酸营养药膳
川芎活血茶

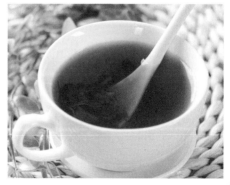

原料：川芎、红花、熟地黄各10克，绿茶2克。

做法：

1. 将川芎、红花、熟地黄洗净、沥干，和绿茶一起放入保温杯中。

2. 冲入250毫升沸水，闷泡15分钟即可。每日1剂，可冲泡3次。

功效：活血痛经、散瘀止痛。

灵芝

利关节，坚筋骨

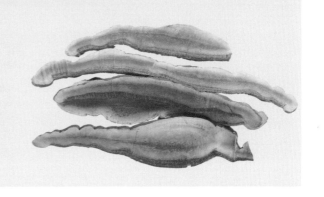

性平，味甘，入心、肺、肝、肾经

适宜人群： 遵医嘱服用

降酸排酸关键词： 多糖体、灵芝
生物碱甲和乙、锗

灵芝是中国传统珍贵药材，《神农本草经》记载其能"主耳聋，利关节，保神益精，坚筋骨，好颜色，久服轻身不老延年"。现代药理研究发现，灵芝中所含的多糖体、灵芝生物碱甲和乙以及微量元素锗等物质，能调节人体嘌呤代谢，有促进尿酸排泄、防止尿酸沉积的作用。此外，灵芝还有增强免疫力、降压降脂、稳定血糖、改善睡眠等多种功用，对调节身体内环境、减少痛风发作方面有帮助。

这样用更降酸排酸

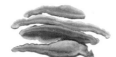

灵芝＋枸杞子 → 滋补肝肾、健脾胃、止消渴，对肝肾阴虚型痛风以及消渴症等有改善作用

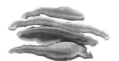

灵芝＋银耳 → 活血化瘀、滋阴润燥，防止血管硬化，预防高血压等

使用禁忌

灵芝是一种滋补性较强的药物，使用前应咨询医生，且要注意控制好服用的量，切忌自行加大药量。另外，过敏体质者慎服灵芝。

降酸排酸营养药膳

灵芝茶

原料：灵芝10克，蜂蜜适量。

做法：

1. 将灵芝洗净，切成薄片，放入保温杯中。

2. 用250毫升沸水冲泡，加盖闷15分钟，晾温后加入蜂蜜调匀即可。每日1剂，代茶温饮。可连续冲泡3~5次。

功效：利关节、强筋骨，还能扩张血管、保护心脏、降低血脂水平，促进脂质代谢。

杜仲

补益肝肾，利尿排酸

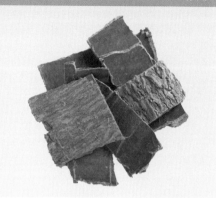

性温，味甘，入肝、肾经

适宜人群： 遵医嘱服用

降酸排酸关键词： 补益肝肾、利尿

《玉楸药解》中记载，杜仲能"益肝肾，养筋骨，去关节湿淫"。杜仲在补益肝肾方面有非常好的功效，而增强肝肾功能，对于促进体内的循环和代谢有很大好处，也有助于减少血液中的尿酸含量。研究还发现，杜仲有利尿作用，痛风患者适当用杜仲泡茶饮用，可提高尿量，促进尿酸的排泄。

这样用更降酸排酸

杜仲 + 绿茶 → 清热利尿、益肝补肾，适用于肝肾阴虚型痛风

杜仲 + 生地黄 → 清肝火、益肾、利尿，帮助间歇关节红肿灼痛之症

使用禁忌

阴虚火旺者慎用杜仲；应在医生的指导下服用杜仲，忌自行加大药量，以避免出现头晕、疲倦乏力、心悸、嗜睡等副作用。

降酸排酸营养药膳

杜仲乌龙茶

原料： 乌龙茶 5 克，杜仲叶 5 克。

做法：

1. 将所有茶材放入壶中，注入 250 毫升沸水。

2. 冲泡 3~4 分钟后即可饮用。每日 1 剂。直接代茶饮用，可反复冲泡，直至茶味变淡。

功效： 补益肝肾、强筋壮骨，促进人体代谢和脂肪分解。

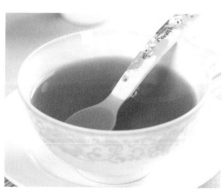

降酸排酸养生药茶

湿热痹痛茶 清热利湿，理气活络

原料： 鸡骨草 30 克，白薇 10 克，苍术 9 克。

做法：

1. 将所有茶材研碎，放入保温杯中。
2. 加入 250 毫升沸水，加盖闷泡 20 分钟即可。每日 1 剂，可多次冲泡，代茶频饮。

茶方详解： 鸡骨草性凉、味甘，有清热解毒、疏肝散瘀的功能，常用于治疗风湿骨痛、跌打瘀血等症。白薇具有清热凉血、清虚火、除血热的作用。苍术健脾燥湿，与鸡骨草和白薇一同泡茶，清热除湿、活络镇痛功效显著，可用于治疗肢体关节疼痛。

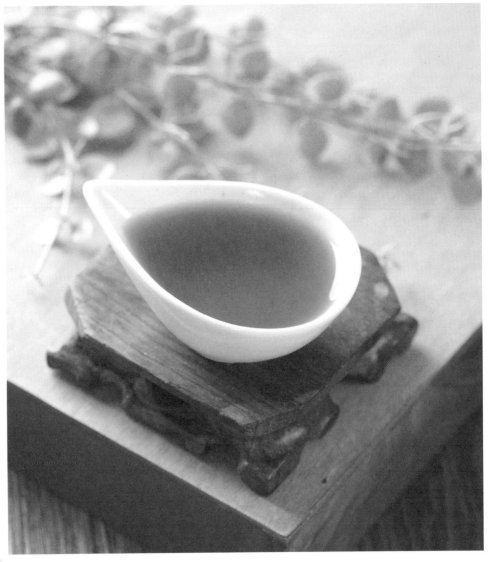

附桂木瓜茶

活血养血，排酸消肿

原料：附子、肉桂、宣木瓜、绿茶各 6 克。

做法：

　　1. 将附子、肉桂、宣木瓜切片，和绿茶一同放入保温杯中。

　　2. 冲入 200 毫升沸水，加盖闷泡 20 分钟即可。每日 1 剂，早、晚各冲泡 1 次。

茶方详解：附子、肉桂温通经脉、散寒止痛，而木瓜中的番木瓜碱具有间歇痉挛疼痛的作用，绿茶清热解毒、利尿消肿。附子、肉桂与木瓜中和，配以清热的绿茶，既可以调养身体，又能利尿，排出身体多余水分，从而消除关节水肿，对痛风性关节炎亦有辅助治疗作用。

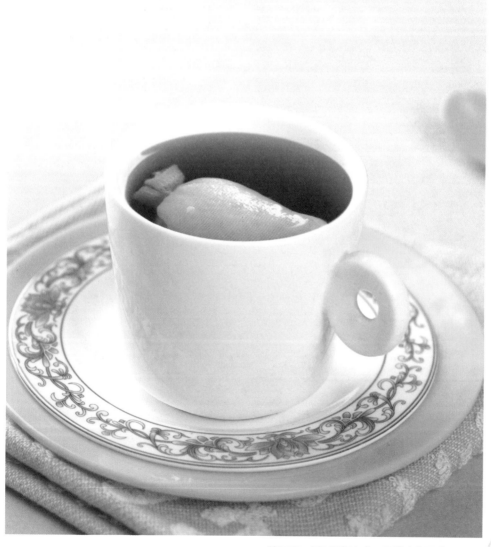

木瓜干姜茶

温阳活血，消肿止痛

原料： 宣木瓜、干姜各 12 克，艾叶 9 克。

做法：

1. 将所有材料放入锅中，加 500 毫升水煎煮 15 分钟。

2. 滤去药汁，放入保温瓶中即可。代茶饮。每日 1 剂，早、晚各饮 1 次。

茶方详解： 宣木瓜有平肝舒筋、和胃化湿的功效，可用于湿痹拘挛、腰膝关节酸重疼痛。生姜对治疗关节疼痛有独特疗效。艾叶能温经通脉、散寒止痛，三者有利于驱散身体里面的寒气，对风寒阻络所致的膝关节劳损、痛风发作有改善作用。

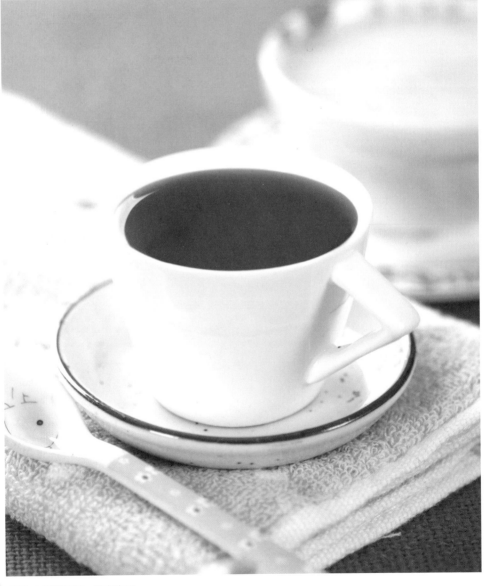

红花木瓜茶

疏经活络，散淤消肿

原料： 红花 10 克，木瓜、桑寄生各 20 克。

做法：

1. 将材料放入保温瓶中，加 1000 毫升沸水冲泡。

2. 加盖闷 20 分钟，取汁饮用即可。代茶饮用，每日 1 剂，分 3~5 次饮完，连服 15~30 日。

茶方详解： 红花活血痛经、祛瘀止痛，对急慢性肌肉劳损、砸伤扭伤所致的皮下充血、肿胀有很好的效果。木瓜舒筋活络、化湿和胃，用于风湿痹痛、筋脉拘挛。桑寄生具有祛风湿、补肝肾、强筋骨的功效，与红花、木瓜搭配使用，对腰背劳损疼痛、肩周炎、风湿性关节炎以及外伤所致的关节肿痛等有较好的辅助疗效。

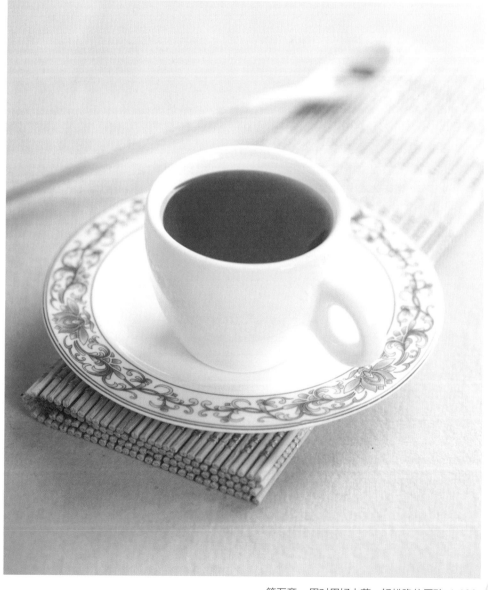

当归艾叶茶

通络活血，温阳止痛

原料：当归、艾叶各 10 克。

做法：

1. 将当归和艾叶一同放入保温杯中。

2. 冲入 200 毫升沸水，加盖闷 20 分钟即可。每日 1 剂，不拘时间，一次饮完。

茶方详解：当归活血补血、调经止痛，艾叶散寒止痛、温经止血，二者配伍泡茶，温经散寒止痛的作用更加显著。痛风患者关节受潮受凉，容易出现气血瘀滞而致关节疼痛、活动受限，适当饮用此茶有较好的改善作用。寒性痛经的女性适当饮用，亦可改善症状。

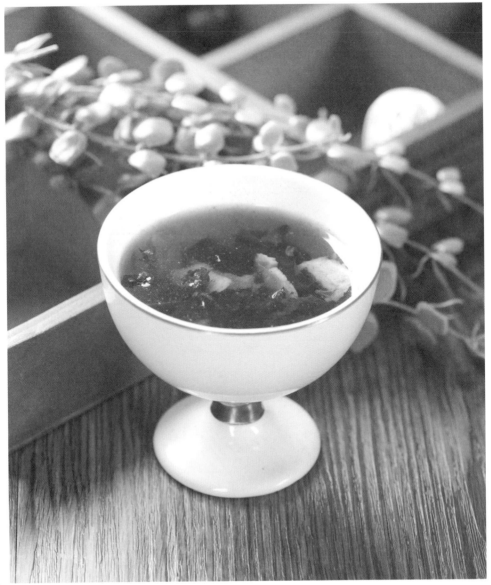

翠玉龙须茶

利尿消肿，促进排酸

原料： 干玉米须 2 克，西瓜翠衣 5 克。

做法：

1. 将西瓜翠衣切成细丝。

2. 将玉米须和西瓜翠衣混合放入杯中，加入 250 毫升热开水冲泡即可饮用。冲泡时注意水温不可过高，否则会降低西瓜翠衣的降压效果。每日 1 剂，可冲泡 3 次。

茶方详解： 玉米须具有降血压、利尿除湿的功效，而西瓜翠衣可清热、消炎、降压。二者一起泡茶饮用，可祛除体内湿气，预防湿浊内生而致的痛风。痛风患者常饮此茶，亦可利尿排酸，改善关节肿胀问题，同时还能预防高血压。

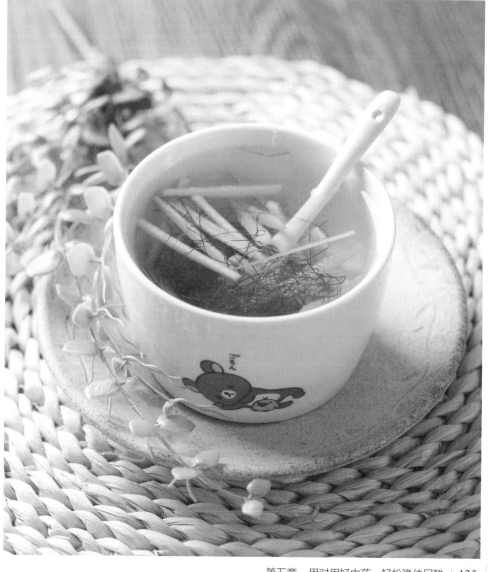

玉米须绿豆茶

清热解毒，利尿消肿

原料： 干玉米须、绿豆各10克。

做法：

1. 将绿豆干炒至可闻到豆香味。

2. 玉米须、绿豆一起放入保温杯中，冲入200毫升沸水，闷泡20分钟即可。每日1剂，早晚各冲饮1次，煮饮效果更佳。

茶方详解： 玉米须不仅利尿降压，其所含的多糖、皂苷有降低血糖、辅助治疗糖尿病的功效。绿豆具有清热止渴、利湿消肿、利小便等作用。一起用玉米须、绿豆泡茶饮用，不仅能补充水分和营养物质，增强体力，还能及时补充无机盐，促进身体代谢，对尿酸的排泄也有助益。部分中老年痛风患者因为肾功能受损而出现小便不利的情况，常饮此茶有助于改善这一问题。

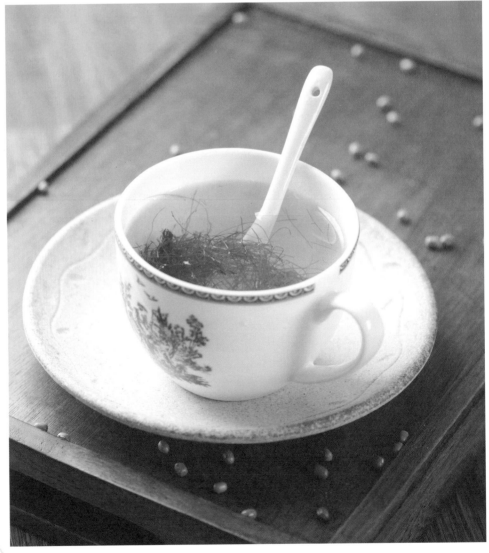

冬瓜皮茶

利尿消肿，促进排酸

原料：冬瓜皮 20 克，蜂蜜适量。

做法：

1. 将冬瓜皮洗净切细，放入保温杯中。

2. 加入 200 毫升沸水，加盖闷泡 15 分钟。

3. 去渣，晾温后调入适量蜂蜜即可。每日 1 剂，早、晚各冲饮 1 次。

茶方详解：冬瓜一身都是宝，其肉、仁、皮皆可入药，其中冬瓜皮能利湿热、消肿满，主治水肿、小便不利。用冬瓜皮泡茶喝，可以去除体内过多的水湿，预防湿浊内生、郁而化热致痛风形成。对于痛风患者而言，常喝冬瓜皮茶，可增加尿量，促进尿酸排泄，而且还有利小便、间歇关节水肿、减肥、降压降脂等功效。

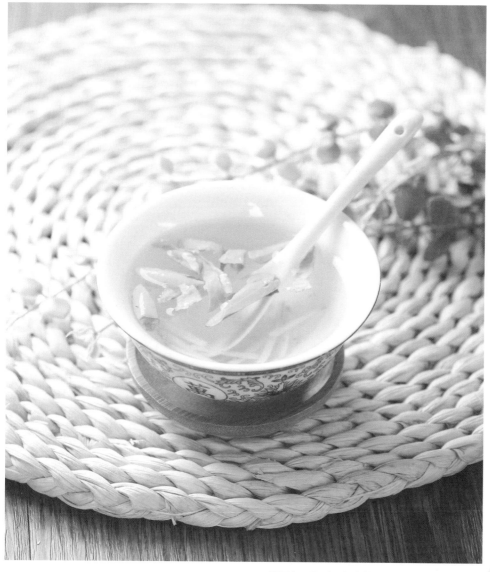

三七归芍茶

活血化瘀，凉血消肿

原料： 三七、当归、芍药各12克，红枣5~6颗。

做法：

1. 先将三七打成碎块，加300毫升水煎煮15分钟。

2. 加入当归、芍药、红枣，再煎煮12分钟，取汁代茶饮。每日1剂，煎煮1次，睡前一次服完。

茶方详解： 三七性温，味甘、微苦，有滋补强壮、止血化瘀的功效。当归有补血活血、止痛润燥的作用；芍药可以凉血消肿、行瘀止痛 红枣有补中益气、养血止血的功效。上述材料一起泡茶，有行气化瘀之功，对痛风性关节炎之关节红肿胀痛有较好的改善作用。

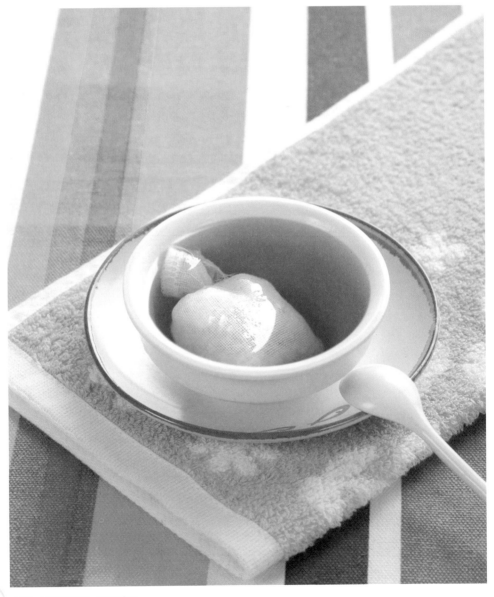

茉莉玫瑰茶

理气活血，疏通经络

原料：玫瑰花、茉莉花各 5 克，绿茶 10 克。

做法：

1. 将材料一同放入保温杯中，加入 200 毫升沸水。

2. 加盖闷 10 分钟即可。每日 1 剂，可冲泡 2~3 次，不拘时间。

茶方详解：玫瑰气味芳香，有疏肝理气、活血化瘀、唤醒脾胃功能的作用，对间歇精神压力、降低血脂有帮助。绿茶有清热利尿、降脂、助消化的作用。茉莉花含有芳香成分，加上玫瑰花的活血功效，配以绿茶，能够有效间歇压力，改善心情烦闷、焦虑等不良情绪，还能降低血脂，帮助减肥。精神压力、情绪变动以及肥胖是诱发痛风的重要因素，常喝此茶可改善上述问题，对预防痛风发作也有一定帮助。

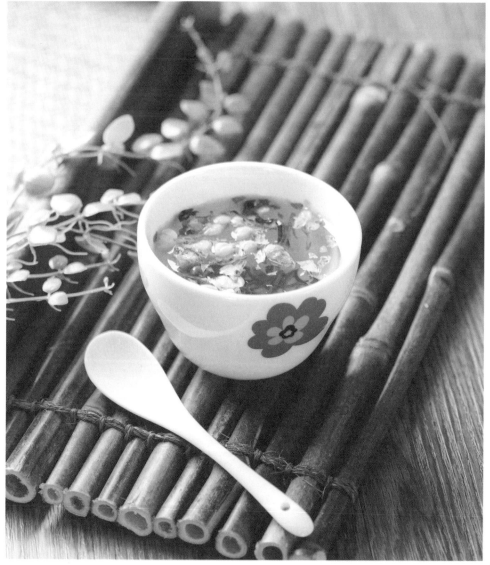

荷叶消脂茶

利尿通便，降脂排酸

原料： 新鲜荷叶1片，蜂蜜适量。

做法：

1. 将新鲜荷叶洗净，撕成小片，放入锅内。加约1500毫升水，煮至水沸，小火煎煮20分钟，关火。

2. 晾凉后，去掉荷叶，调入适量蜂蜜即可。代茶饮。每日1剂，分6~8次饮用，当日服完。

茶方详解： 众所周知，肥胖是诱发痛风的重要因素，高脂血症也是痛风常见并发症之一。对于高尿酸血症人群、痛风患者来说，减肥、控制好体重、降低血脂也是调养的重点。这道荷叶消脂茶具有健脾利湿、消脂减肥的功效，对高脂血症、肥胖症等有食疗作用，而且痛风发作期适当饮用，亦有清热利尿、祛除湿热的功效，对间歇关节红肿灼热有帮助。

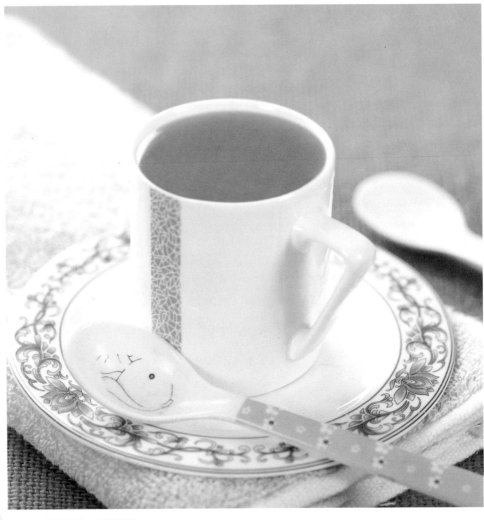

薏仁绿茶

清热排毒，舒筋除痹

原料： 薏苡仁 30 克，绿豆 60 克，绿茶 3 克。

做法：

1. 先将薏米、绿豆放入锅中，加 600~800 毫升水一起煮。

2. 煮至水剩下一半时，加入绿茶，继续加热 1 分钟就可以关火。每日 1 剂，可分 1~2 次饮完，不拘时代茶饮。

茶方详解： 当滞留在人体内的水湿停留在关节部位，而且越堆越多，就很容易郁而化热，诱发痛风，这时应多喝利水渗湿的茶水，让身体排出多余的水分。薏苡仁是常用的药食同源之物，具有利水消肿、健脾祛湿、舒筋除痹、清热排脓等功效；绿茶是常见的保健茶饮，有清热解毒、利尿、安神等作用；绿豆具有清热解毒、清暑益气、止渴利尿的功效。三种材料一起搭配煮茶，常喝有助于祛除水湿，排出体内毒素，对预防痛风发作有很好的作用。痛风急性发作时，亦可将中嘌呤食物绿豆去掉，直接用薏苡仁加绿茶煮茶喝，有清热利尿、祛湿排毒的作用，对间歇关节灼痛、肿胀有帮助。

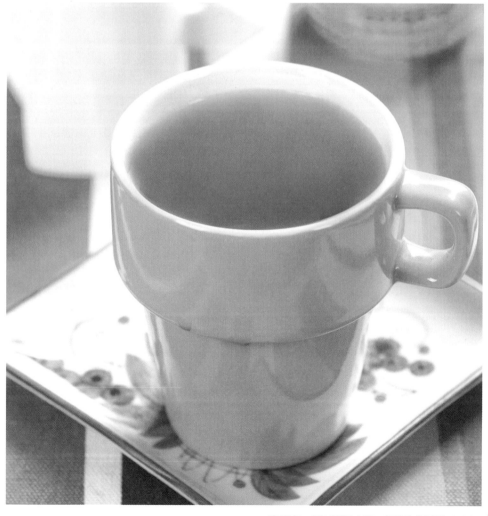

荷楂减肥茶

原料： 荷叶 20 克，山楂、薏苡仁各 10 克，橘皮 5 克，茶叶 3 克。

做法：

1. 上述材料共切细末，混合装入纱布袋。

2. 早上将纱布袋放入热水瓶中，沸水冲泡后代茶饮。每日 1 剂。

茶方详解： 荷叶有清热解暑、升发清阳、除湿祛瘀、利尿通便、健脾升阳的功效。山楂有健胃消食、活血化瘀的作用。薏苡仁性微寒、味甘淡，有利水消肿、健脾祛湿、清热排脓等功效，为常用的利水渗湿药。橘皮有利尿的作用。绿茶清热解毒、利尿消肿，和上述药物一起搭配泡茶，可理气行水、消脂减肥。痛风患者多为肥胖体型，适当饮用此茶有助于减肥，同时对增加尿量、促进尿酸排泄亦有帮助。

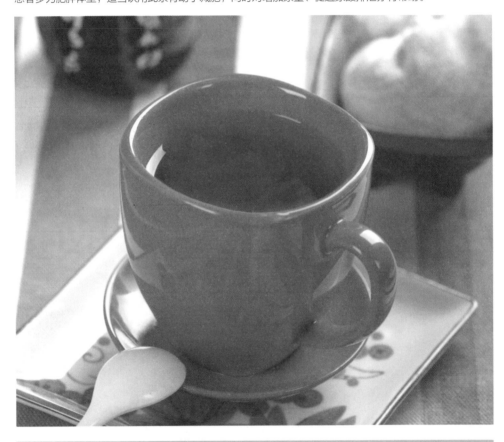

名医小课堂

减肥，要"管住嘴，迈开腿"

减肥的最佳的办法是管住嘴、迈开腿，合理摄入营养加上科学运动，才是减肥的不二法门。

要想健康地减肥，还要注意控制好减肥的速度，一般每周减重不超过 1 公斤（也可因人适应能力而异），最多不超过 2 公斤，属于正常范围，短时间内减重过多则会影响健康。

瓜皮粗茶　　　　　　　　　清热利尿，降压降糖

原料： 西瓜翠衣、冬瓜皮各 10 克，粗茶饼 5 克。

做法：

1. 将西瓜翠衣、冬瓜皮分别切成丝。

2. 用手将粗茶饼撕成片状。

3. 西瓜翠衣、冬瓜皮和粗茶一起放入保温杯中，加入 250 毫升沸水，盖闷 15 分钟。每日 1 剂，午饭、晚饭后各泡饮 1 次。

茶方详解： 痛风急性发作时，关节部位灼热红肿，其实是体内有湿热的表现，这时需要清热祛湿。西瓜翠衣也就是西瓜皮，其有清热利尿、止渴除烦的功效；冬瓜皮历来就是利水化湿的常用品，而且其富含钾元素，钾有促进钠代谢、调节尿酸水平的作用。两者搭配富含茶多酚、茶丹宁等抗氧化剂的粗茶，能帮助痛风患者祛除体内湿热之邪，改善关节部位的血液循环，同时还有降压降脂的作用，亦适合并发高血压、糖尿病的痛风患者日常饮用。

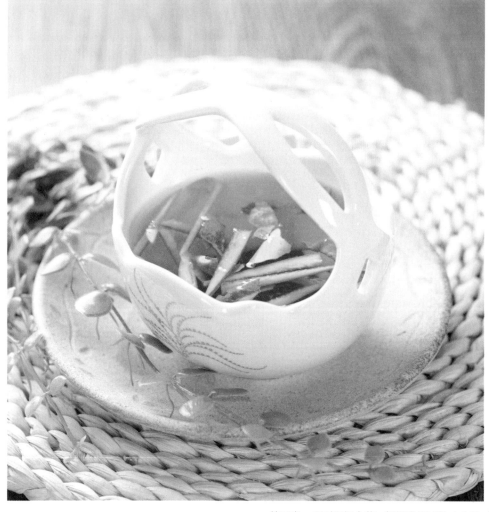

山楂银菊茶

清热解毒，降压排酸

原料： 山楂、菊花、金银花各 10 克。

做法：

1. 山楂、菊花和金银花一同放入保温杯中。

2. 冲入 250 毫升沸水，加盖闷 15 分钟即可。每日 1 剂，可反复冲泡，代茶频饮。

茶方详解 对于痛风患者来说，肥胖可不是什么好事情，还有可能是诱发痛风，以及并发高血压、糖尿病、高脂血症的罪魁祸首，所以痛风患者需要适当减肥，控制好自己的体重。这道山楂银菊茶中，山楂富含山楂酸等多种有机酸和降脂酶，有促进消化、消积滞、除肉积的功效。其中降脂酶能够促进脂肪分解、扩张血管，降低血压和血脂；金银花有清肝火、平肝阳、利尿消肿等功效，能降低血压、胆固醇水平；菊花具有清热解毒、清肝明目的作用。痛风患者经常喝此茶，可促进体内脂肪代谢，有助于平稳血压、稳定血糖、降低血脂，有效预防"三高"的发生。同时，这道菜还有清热利尿的作用，亦可帮助痛风患者促进尿酸排泄，预防痛风发作。

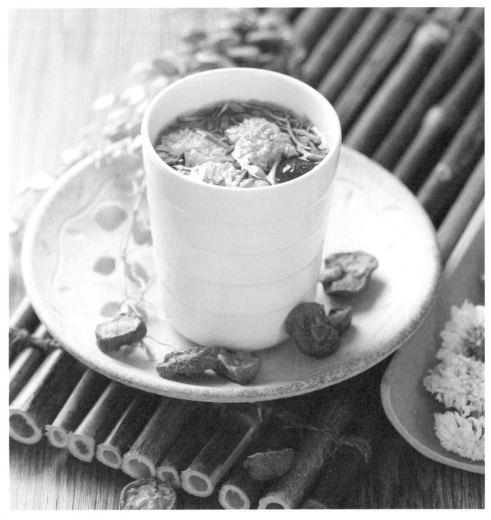

降酸排酸名方验方

当归拈痛汤　　利湿清热，疏风止痛

当归拈痛汤是金元著名医家张元素所创的经典方剂，具有利湿清热、疏风止痛的功效。"拈"指本方止痛效果之佳，如同信手拈来之意。临床上此方常用于痛风急性期、风湿性关节炎等湿热蕴结所致的疾病，症见全身关节疼痛、烦闷不安、肩背沉重、关节红肿灼痛等。

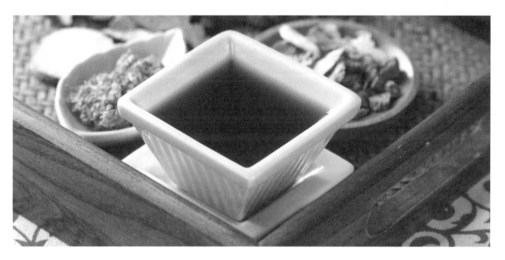

【名方组成】羌活、甘草、茵陈（酒炒）各15克，防风、苍术、当归、知母（酒洗）、猪苓、泽泻各9克，升麻、白术、黄芩（炒）各3克，葛根、人参、苦参（酒浸）各6克。

【名方用法】每日1剂，水煎2次混合后早晚分服。

【名方详解】方中羌活辛温散风，取"风能胜湿"之意，有祛风湿、利关节、止痹痛的功效；茵陈性微寒、味苦，有清热利湿作用，其与羌活配伍，可祛湿疏风、清热止痛。

白术、苍术健脾燥湿，帮助人体增强运化水湿邪气的功能；防风、升麻、葛根解表疏风，协助羌活祛风湿，同时配合白术、苍术健脾燥湿。黄芩、苦参、知母性味苦寒，协助茵陈清泄湿热。

中医认为："治湿不利小便，非其治也。"所以此方使用猪苓、泽泻利水渗湿、通利小便。人参、当归益气养血，使本方清热除湿而不伤正气。甘草用于调和诸药，在本方中还有益脾之功，可中和方剂中苦寒之药对脾的伤害。

白虎加桂枝汤

清热排毒，通络止痛

白虎加桂枝汤，又名桂枝白虎汤，载于《金匮要略》。方由白虎汤加桂枝组成，虽然是为"温疟"而设，但此方治疗的病症大多与痛风重合，例如湿热蕴蒸引起的骨节酸痛。因此临床上也常用白虎加桂枝汤来治疗痛风急性发作。

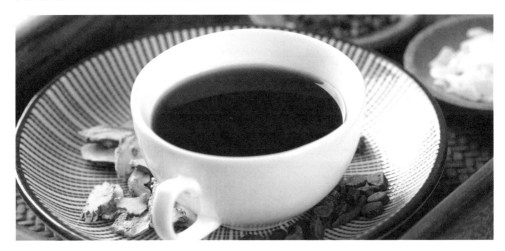

【名方组成】知母18克，生石膏30克，甘草（炙）、粳米各6克，桂枝（去皮）5~9克。

【名方用法】上述药物研为粗末，每次取1.5克，加一碗半的水，煎至水剩大半碗，去滓温服。

【名方详解】方中知母性味苦寒，具有清热泻火、滋阴润燥的功效，主治烦热消渴、骨蒸劳热等症。骨蒸劳热指的是热好像从骨缝里蒸发出来一样，痛风急性发作时关节部位红肿灼热的症状与此类似。

生石膏性质微寒，具有清热泻火、除烦止渴的作用。其与知母相须为用，清热

生津、泻火祛热的疗效更显著。

桂枝性味辛温，可温通经络，间歇肢体关节疼痛，亦能防知母、生石膏之寒损伤正气。

粳米、甘草益胃生津，可防知母、生石膏寒凉伤脾胃。甘草还有调和诸药药性的作用。

【注意事项】具体应用时，需要根据患者的病情、体质、年轻等，调整知母和生石膏的用量；湿气重则可加清热利湿、宣痹通络之品，如防己、薏苡仁、赤小豆、络石藤等。

四物汤

活血化瘀，通络止痛

四物汤由熟地黄、白芍、当归及川芎四味中药煎煮而成，是"调理一切血证是其所长"之要药，其在中医临床中已有千年的历史。中医认为，痛风反复发作，可使痰浊入络，阻碍气血运行而造成气血瘀滞，日积月累又可形成痰浊，出现皮下结节（痛风石）、尿中结石。所以在痛风的治疗上，尤其是痰浊阻滞型痛风，活血祛瘀很关键。四物汤具有行气活血、祛瘀通络之功，故而也常被用于痛风的治疗中。

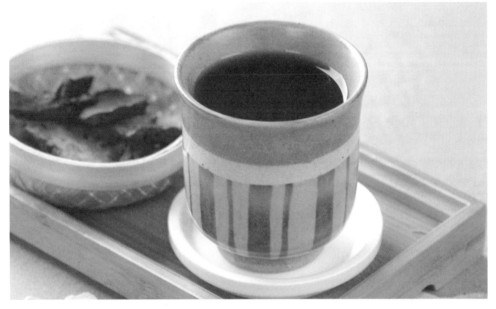

【名方组成】熟地黄 12 克，川芎 6 克，当归、白芍各 9 克。

【名方用法】每日 1 剂，水煎取汁，早晚空腹服用。

【名方详解】方中熟地黄甘温味厚，有滋阴养血的作用；当归补血养肝、活血调经；白芍凉血滋阴、消肿止痛；川芎行气活血、祛瘀。

上述几种药物配伍成方，补血而不滞血，和血而不伤血，而且还能活血通络。人体血液通畅，瘀血自然消散，痛风的症状也就得以间歇。

【注意事项】使用四物汤调理痛风，可根据病情、体质、年龄等调整药量或进行加减，例如加用延胡索，可增加行气止痛之效，间歇关节疼痛；加用牡丹皮，可改四物汤偏温为偏凉，又能清热凉血、活血化瘀，更适合痛风。方剂的具体用法请遵医嘱。

独活寄生汤

补益肝肾，祛风寒除痹

独活寄生汤是《备急千金方》中治疗久痹而肝肾两虚、气血不足的经典名方，具有祛风湿、止痹痛、益肝肾、补气血的功效，对风湿痹痛、腰膝疼痛、肢节屈伸不利等有效。现代临床上常用于治疗肝肾阴虚型痛风、各种慢性关节炎、肩周炎、风湿性坐骨神经痛、腰肌劳损、小儿麻痹症等。

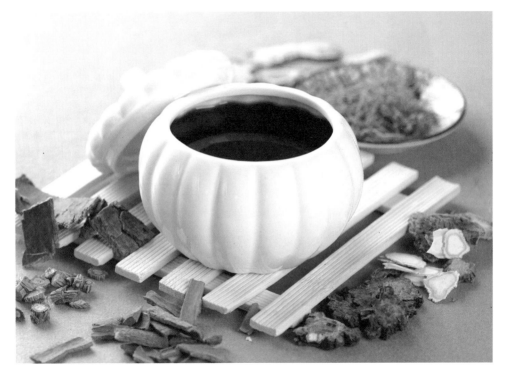

【名方组成】独活9克，桑寄生、杜仲、牛膝、细辛、秦艽、茯苓、肉桂心、防风、川芎、人参、甘草、当归、芍药、干地黄各6克。

【名方用法】每日1剂，水煎取汁服用。

【名方详解】方中独活是祛风除湿、通痹止痛的常用之品；秦艽能祛风湿，舒筋活络，利关节；肉桂辛温散寒，通利血脉，改善血瘀之症；防风祛风胜湿；桑寄生、杜仲、牛膝具有补益肝肾、强壮筋骨之功；当归、川芎、地黄、白芍养血活血、祛瘀通络；人参、茯苓、甘草健脾益气，增强脾胃运化水湿的功能；甘草调和诸药。

上述各种药物配伍成方，可祛风寒湿邪、补肝肾、益气血。痛风患者如果关节受凉受潮，易导致痛风发作，则可用此方改善。

五苓散

化气利水，健脾利湿

五苓散同名方剂约有十五首，其中最常用的为《伤寒论》中记载的方剂，由猪苓、泽泻、白术、茯苓、桂枝组成，有利水渗湿、温阳化气的功效，常用于脾虚湿困诸症。中医认为，痛风的发生与湿浊不化、阻滞经络有很大的关系，而五苓散则是化湿泄浊的，同时它还有利水的作用，可以把湿浊通过尿液的形式排出体外，这些对痛风症状的间歇和疾病的调理都有好处。

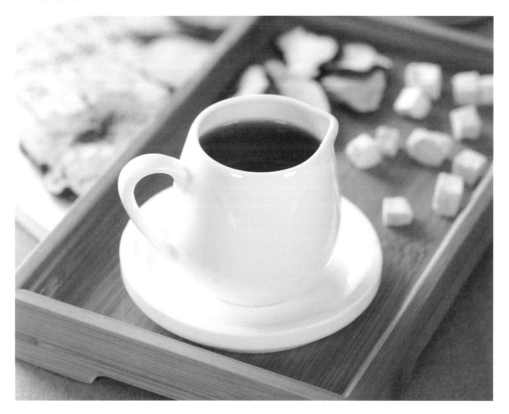

【名方组成】桂枝（去皮）6 克，泽泻 15 克，猪苓（去皮）、白术、茯苓各 9 克。

【名方用法】若是散剂，每次取 6~10 克，温水送服；汤剂则水煎服。

【名方详解】方中泽泻甘淡，具有利水渗湿的功效；茯苓、猪苓健脾渗湿，与泽泻配伍可增强利水渗湿功效；白术健脾燥湿，与茯苓搭配可健脾以运化水湿；桂枝温阳化气以助泽泻利水之功。诸药合用，利水渗湿为主，温阳化气为辅，从而使水湿之邪排出体外。

龙胆泻肝汤

清肝祛火，利湿泄热

脚趾是痛风的多发部位，同时也是肝经循行起始之地，痛风发作意味着肝经出了问题。中医认为，湿浊化热，阻滞肝经，流注关节、筋脉，可使痛风发作。对于这种湿热蕴结肝经而致的痛风，在治疗上需要清泄肝经湿热之火，可选用《医方集解》中的"龙胆泻肝汤"。

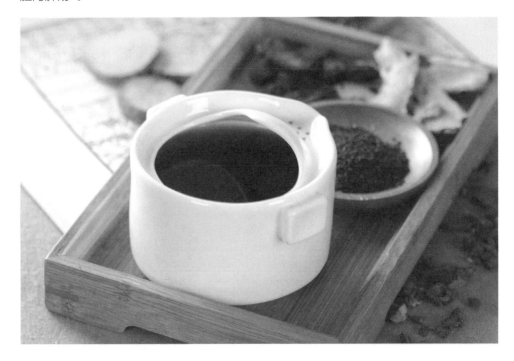

【名方组成】当归（酒炒）3克，泽泻12克，黄芩（酒炒）、栀子（酒炒）、生地黄、车前子各9克，龙胆草（酒炒）、木通、柴胡、生甘草各6克。

【名方用法】水煎服；也可以制成丸剂，每次取6~9克，温水送服，每日2次。

【名方详解】方中龙胆草属大苦大寒之物，具有清利肝胆实火以及清利肝经湿热的功用；黄芩、栀子苦寒泻火，燥湿清热；泽泻、木通、车前子渗湿泄热，导热下行，使湿热从小便而解；当归、生地黄滋阴养血，防上述苦寒之药伤血；柴胡疏肝解郁，使肝经之气舒展，同时引诸药归肝经；甘草调和诸药。上述药物配伍成方，共奏清肝泄热、利水除湿之功。

【注意事项】方中药物多性质苦寒，多服、久服易损伤脾胃；脾胃虚寒、阴虚阳亢者慎用。

防己黄芪汤 益气健脾，祛除风湿

　　防己黄芪汤是张仲景创制的治疗风湿证的经典名方，后收录于《金匮要略》。痛风在中医里属"痹症"范畴，多因脾虚无力运化水湿，加外感风湿之邪，使风湿之邪阻滞关节而出现的骨节疼痛、关节红肿等症。痛风反复发作可导致病变的关节畸形，若要间歇，可用防己黄芪汤益气健脾，祛除风湿。

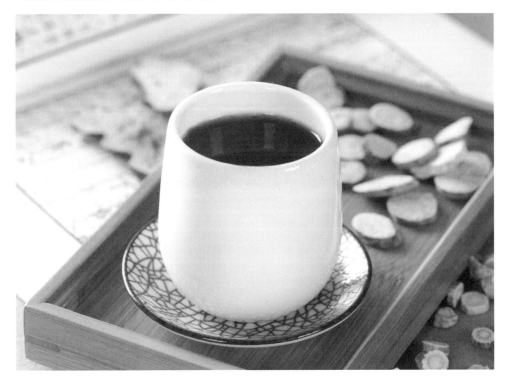

【名方组成】防己12克，黄芪15克，甘草（炒）6克，白术9克。

【名方用法】加生姜、大枣，水煎服，用量按原方比例酌定。

【名方详解】方中防己有祛风除湿之功，黄芪益气健脾，二者相配伍，既能使风湿消散、不伤正气，又能益脾气而不恋邪；白术具有补气健脾的作用，可助力防己、黄芪除风湿、益气；甘草亦可健脾和中，又能调和诸药。

　　使用此方，煎药时加入生姜、大枣，可调和脾胃，促进对药物的吸收。痛风患者适当服用本方，可使风湿俱去，同时又健脾益气，对关节红肿等症状有很好的疗效。

血府逐瘀汤

活血化瘀，行气止痛

中医认为："通则不痛，不通则痛。"痛风之所以痛，跟气血瘀滞于经络关节有密切关系。因而痛风的治疗，需要理气活血、化除瘀血。经络气血通畅了，瘀堵没有了，疼痛也就自然会减退。来源于《医林改错》的血府逐瘀汤是活血化瘀、行气止痛的名方，其常用于因瘀血阻滞而致的关节红肿疼痛。另外，血府逐瘀汤还常用于治疗瘀阻气滞型高血压、高脂血症。

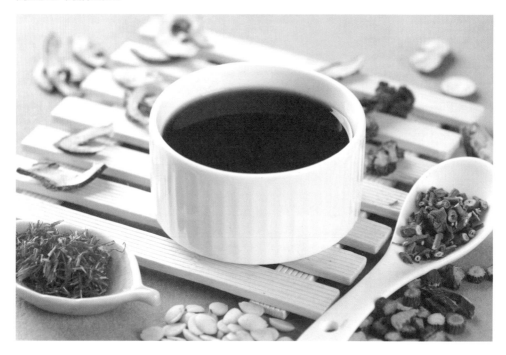

【名方组成】柴胡3克，桃仁12克，川芎、桔梗各4.5克，赤芍、枳壳、甘草各6克，红花、当归、生地黄、牛膝各9克。

【名方用法】水煎服。

【名方详解】方中桃仁、红花、赤芍、川芎、牛膝活血祛瘀，行气止痛；生地黄、当归滋阴养血；桔梗、枳壳行气宽胸；柴胡疏肝解郁、升达清阳，与桔梗、枳壳同用，可理气行滞，使气行则血行；甘草调和诸药。诸药合用，使血活、瘀化、气行，因气滞血瘀而引起的痹痛症自然痊愈。

【注意事项】临床上亦有使用血府逐瘀汤来治疗痛风急性发作，但需要根据患者的病情、体质等特点，酌加清热利湿、解毒消肿之药，具体用法请遵医嘱，切勿自行用药。

蠲痹汤

理气活血，除痹止痛

蠲痹汤最早由《杨氏家藏方》所载，常用于风寒湿邪痹阻经络之证。中医临床上，蠲痹汤是湿兼风寒型类风湿关节炎的常用药，痛风患者关节受寒受潮而致的病情发作或加重，亦常用蠲痹汤进行调理，有祛湿通络、消肿止痛之功。

蠲痹汤被历代医家广泛应用，并逐渐发展出许多同名异药方剂。此处重点阐释《杨氏家藏方》中蠲痹汤的组成、用法和方药组成。

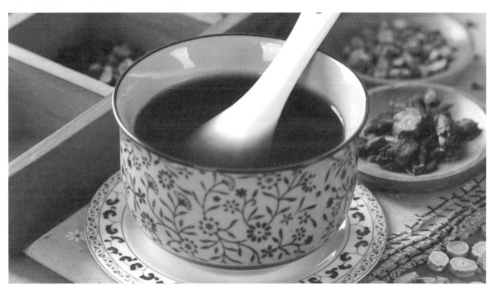

【名方组成】当归（去土，酒浸一宿）、羌活（去芦头）、姜黄、白芍、黄芪（蜜炙）、防风（去芦头）各4.5克，甘草（炙）1.5克。

【名方用法】将上述药物切为小细块。每次取15克，加生姜5片，用2碗水煎至1碗，去滓温服，不拘时候。

【名方详解】中医认为，辛能散寒，风能散湿，故而方中用防风、羌活除湿疏风；黄芪、甘草补气益脾，当归、赤芍活血养血，相互配伍可行气活血，气通则血活，血活则风散；姜黄辛温，具有温阳、祛寒、除湿的功效。

上述药物配伍成方，温阳驱寒、除湿止痹、活血通络的效果显著。煎药时加生姜，可加强其祛寒湿、活血通络之功。

【注意事项】本方性质偏温，重在祛除寒湿、通络，对于因感受风寒湿邪、阳虚血瘀所致的关节疼痛有改善作用，但不适合湿热蕴结型、肝肾阴虚型痛风。

虎潜丸

滋阴降火，强壮筋骨

虎潜丸出自《丹溪心法》，是滋阴降火、强壮筋骨的经典名方。"虎"，阴兽；"潜"，伏藏也。虎潜丸的意思是服用后可以补肾滋阴，体内阴足而去虚火。中医认为，肝主筋，肾主骨，肝肾阴虚可导致筋骨不健、血失濡养，外加感受风湿之邪，出现"风血相搏"而发作痛风。这种痛风属于肝肾阴虚型，在治疗上应滋补肝肾、强筋壮骨。虎潜丸可补肝肾、滋阴、强健筋骨，故而适用于肝肾阴虚型痛风。

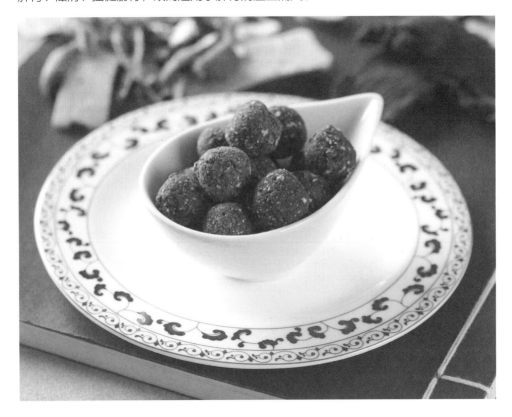

【名方组成】锁阳4.5克，虎骨（用狗骨代替）3克，干姜1.5克，黄檗（酒炒）24克，龟板（酒炙）12克，知母（酒炒）、生地黄、陈皮、白芍各6克。

【名方用法】上述药物研为细末，炼蜜为丸，每丸重9克。每次1丸，每日2次，温水送服。

【名方详解】方中重用黄檗，配合知母可泻火清热；生地黄、龟板、白芍滋阴养血；虎骨强壮筋骨；锁阳温阳益精；干姜、陈皮温中健脾，理气和胃。诸药合用，可滋阴降火、强壮筋骨。

茯苓丸

软坚消痰，祛湿止痛

茯苓丸出自《是斋百一选方》，具有燥湿行气、软坚消痰的功效。长期食用肥甘厚味或者酗酒，可导致脾胃损伤而运化失健，聚湿生痰，痰浊内停，阻滞关节则可使关节肿胀、局部酸麻疼痛、活动受限，甚至出现结节（痛风石），也就是痰浊阻滞型痛风。对于这一类型的痛风，可用茯苓丸健脾燥湿、化痰散结。

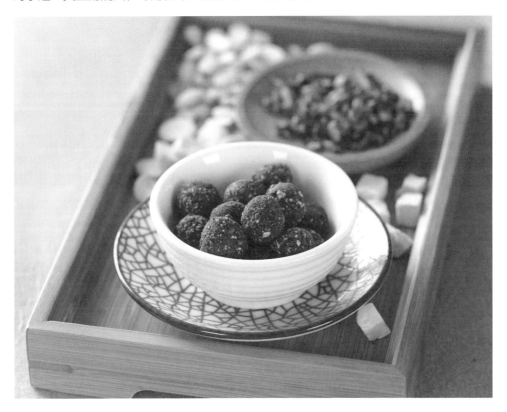

【名方组成】朴硝（风化）0.3克，枳壳（麸炒，去瓤）5克，茯苓、半夏各10克。

【名方用法】上述药物研为细末，用生姜汁煮糊为丸，如梧桐子大小。每次取30丸，用生姜汤送服。

【名方详解】方中半夏燥湿化痰、和中化浊；茯苓健脾渗湿，可防止痰湿内生，又辅助半夏化已生之痰；枳壳理气宽中，使气顺则痰消；朴硝（风化）有软坚润下的作用，可使聚结之痰容易消散；生姜辛温解毒、行气燥湿，用姜汁糊丸，可制半夏之毒，又有助于化痰散结。上述药物共同配伍，燥湿化痰之力显著，痰消之后，因湿痰阻滞而引起的痛风自然得到间歇。

杞菊地黄丸

滋肾养肝，养阴清热

杞菊地黄丸出自《麻疹全书》，即在六味地黄丸的基础上加枸杞子、菊花而成。六味地黄丸具有滋补肝肾的作用，与六味地黄丸相比，杞菊地黄丸偏于滋阴，适用于肝肾阴虚、两目昏花、视物模糊等症，中医临床上也常用于调治肝肾阴虚型痛风、高血压等疾病。

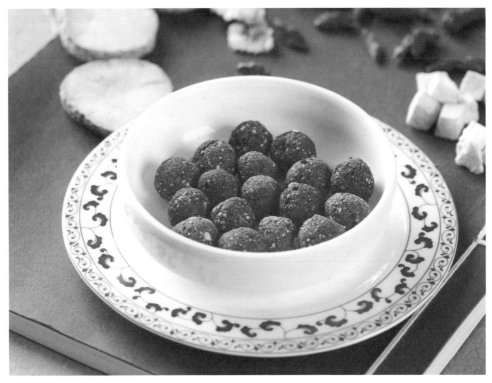

【名方组成】熟地黄 24 克，山茱萸、干山药各 12 克，泽泻、牡丹皮、茯苓（去皮）、枸杞子、菊花各 9 克。

【名方用法】上述药物研为细末，蜜炼为丸，如梧桐子大小，每次服 9 克，空腹服用。

【名方详解】方中重用熟地黄，以补肾阴、填精益髓；山茱萸补养肝肾，枸杞子补肾益精、养肝明目，两者共辅熟地黄补肾养阴之功；山药补益脾阴，益肾固精；菊花疏风散热、清热解毒、清肝明目，助力熟地黄清热滋阴；泽泻利湿泄浊，防熟地黄之滋腻；牡丹皮清热泻火，并制山茱萸之温涩；茯苓淡渗脾湿，并助山药之健运。上述药物共同配伍成方，补而不滞，在滋肾养肝方面有显著作用。

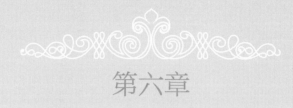

第六章

合理适度运动，排尿酸防痛风

痛风患者之所以出现肥胖、尿酸升高等问题，

其实就是热量"收入"大于"支出"造成的。

合理的运动能帮助痛风患者把之前积蓄的脂肪"花"出去，

把尿酸降下来，

而且能增强体质，减缓关节疼痛。

所以，从现在开始，

迈开你的腿，动起来！

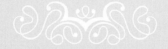

合理运动，减体重、降低尿酸

对于痛风患者而言，不仅要管住嘴，还要迈开腿。合理的运动能帮助人体消耗脂肪组织里的游离脂肪酸，减轻体重，调节尿酸水平。

● 循序渐进，让运动成为习惯

长期坚持合理的运动，有时候效果胜过好几种药。但是，对很多习惯了"吃了就躺""能坐着绝不站着"的人来说，运动是个老大难。也有不少人平时不运动，结果一运动就要躺好几天才能缓过劲儿，于是放弃了运动。

运动是一件需要长期坚持的事情，之前没有运动习惯的人，需要循序渐进，从少到多一点点地增加运动量。运动量的逐渐增加，会使机体由相对安静慢慢地进入运动状态，能提高人体对外界环境的适应能力，达到较好的运动效果。切不可急于求成，用力过猛，运动量的突然增加，超出身体的适应限度，很容易出现意外，我们也容易因为猛然运动带来的不适而放弃运动。

平时不怎么运动的朋友，不妨给自己列一个近期运动目标，例如：第一周先从散步开始，第二周进行快走，第三周过渡到慢跑等。先从低强度开始，逐渐过渡到中等强度，当身体适应了这种改变之后，你会发现运动已经成为生活中的一部分。

● 运动方式和运动量因人而异

痛风患者在进行运动时，需要根据自身的状况、兴趣爱好、运动条件、经济能力，结合医生的建议，选择合适的运动方式和合理的运动量。例如：年龄较大、体质较弱的人群，建议选择低强度的有氧运动；病情较轻以及痛风高发人群，建议从低强度开始，逐渐加大运动量等。

那么，运动的强度和时间怎么把控呢？一般建议痛风患者每次进行中低强度的有氧运动30分钟左右，每周4~5次。也可以采用连续坚持运动3天、休息1天，或者运动2天、休息1天的频率。运动的强度，以运动后每分钟的心率不超过110次为度，最好的状态是运动后有轻度疲劳，但无心跳加快、气喘等难受的感觉，反而感到精神愉快、心情舒畅。

痛风不同时期的运动原则

痛风在发作期、间歇期和慢性期的症状各不相同，因而运动的原则和目的也不一样。

● 发作期不要运动

痛风急性发作时，患者不宜运动，应卧床休息。强行运动不仅会引起沉积在关节中的尿酸盐结晶不稳定，大量脱落，使疼痛加剧，而且还有可能造成关节损伤。在疼痛间歇的 72 小时之后，患者可逐渐恢复活动。

● 间歇期适量运动

在间歇期内，大多数患者跟尿酸盐结晶"相安无事"，也有少部分人有关节轻微肿胀的情况。在这一时期，通过合理的运动，可以减缓关节疼痛，防止关节挛缩，促进关节局部的血液循环，在一定程度上有助于预防痛风再次急性发作。患者可以选择散步、游泳、太极拳、健身操等有氧运动，根据自身情况调整运动的量和强度，一般建议每次运动 20~30 分钟，每周 4~5 次，需要长期坚持。

● 慢性期鼓励运动

痛风发展至慢性期，在医生的指导下，坚持适当的运动可以增进或维持关节活动度，改变关节及周围组织的血液循环，促进局部新陈代谢及炎症物质的消除，对间歇关节肿胀疼痛很有好处。慢性期的患者运动前，需要先从病变的部位开始，做拉伸运动以锻炼关节的柔韧性，然后做好热身准备，再开始做有氧运动。太极拳、五禽戏、八段锦等传统保健方法具有"调身""调息""调心"三调合一的功能，而且运动强度较低，很适合慢性期的患者练习。注意，如果运动过程中出现关节活动范围缩小、关节肿胀加重、感觉很累等情况，应停止运动。

● 肾病期少量运动

出现慢性肾损伤的患者宜选择散步、气功、太极拳等比较轻缓的运动，每次 10~30 分钟，同时需要适当减少每周运动的次数，可采取运动 1 天、休息 1 天的频率。

适合痛风人群的运动方式

对于痛风患者而言，不仅要管住嘴，还要迈开腿。合理的运动能帮助人体消耗脂肪组织里的游离脂肪酸，减轻体重，调节尿酸水平。

● 散步：每天走一走，尿酸降下来

散步是一种全身性的运动，运动强度虽然不大，但却能帮助我们控制体重、增强心肺功能、改善体质，很适合没有急性并发症的患者。

散步对痛风的好处

◎ 散步时，迈步和摆臂的动作都可使关节、筋骨、肌肉得到拉伸和活动，同时通过肌肉的活动促使血管收缩与扩张，促进局部血液循环，起到锻炼关节柔韧性、增强关节功能的作用。

◎ 通过散步，可以加强肺的换气功能，使呼吸变得深沉，心肺功能得到锻炼和加强。

◎ 散步时的动作和呼吸都要消耗热量，加快尿酸代谢，同时还能促进脂肪分解，对控制体内尿酸水平、减轻体重很有帮助。

正确散步讲究多

痛风患者可选在空气清新、环境幽静的花园、公园、林荫道上散步。散步时需要注意如下事项：

◎ 宜选择路面平整、光线较好的场所进行散步，尤其是晚上，灯光昏暗、路面凹凸不平、有小石子等，都有可能造成意外。

◎ 宜穿着舒适、透气的运动鞋，不宜穿皮鞋、高跟鞋和凉鞋。尤其是脚上出现痛风石的患者，穿脱鞋袜以及行走时容易造成摩擦而导致皮肤溃破，所以穿鞋时不能选择材质硬的，应选材质比较柔软的鞋，同时穿鞋不能太紧，也不能光脚穿鞋，以避免压迫到痛风石而产生摩擦。

◎ 散步时，要目视前方、抬头挺胸、肩平背直、手臂自然摆动，可根据自身情况，选择散步的速度及散步时间，以散步后身体微微出汗、略微疲惫但无明显不适为宜。建议最好规划好行走的路线，估计路程的长度和距离，控制好活动的量。

◎ 平时经常坐着不动的，开始散步时，建议每天或隔天进行，每次20分钟左右，等身体逐渐适应后再增加运动的量。

◎ 若是在饭后散步，最好在进餐后30分钟以后再进行。同时避免在清晨散步，因为此时人体肌肉、关节及脏腑功能都还未"苏醒"至正常状态，不能很快适应活动，这时散步或进行其他运动，都容易对关节造成损伤。

● 慢跑：消耗脂肪，增强代谢

慢跑时，规律和不间断的摆臂、跑动以及呼吸动作，都能对人体关节及周围组织进行锻炼，同时还能提高心肺功能，帮助身体消除多余的脂肪，有减肥的作用。相对于散步，慢跑的运动量、对下肢关节及周围组织的锻炼强度都有所增加，适合有一定运动基础、身体素质较好、没有严重并发症的中青年痛风患者。

痛风患者在进行慢跑时，需要注意那些问题呢？

第一步：做好慢跑前的准备

◎ 进行慢跑前，最好咨询医生，看自己的身体状况是否能进行慢跑。

◎ 衣着舒适、透气；鞋子宜选择材质柔软的，而且一定要合脚，不要太紧。

◎ 规划好慢跑的路线，宜选择空气清新、道路平整的地方进行锻炼，避免空气混浊、路边凹凸不平或有小石子、光线昏暗、人流量特别多的场所。

◎ 缺乏锻炼的痛风患者，宜先坚持一段时间的散步，然后过渡到快走，接着快走和慢跑交替进行，待身体适应后再进行慢跑运动。

第二步：跑步的方式要对

◎ 慢跑前至少要做3~5分钟的热身活动，如关节操、快步走等；开始跑步时，先慢速小步跑，让双腿和膝关节适应跑步的节奏后，再逐渐提高速度。

◎ 跑步的姿势要正确。

起跑时：身体应为直立伸展状态，而双臂适度弯曲，两手半握拳。

跑步时：一条腿向后蹬，另一条腿则屈膝前摆，步子相对较大，从而带动髋部向前；当腿向前抬时，手臂也要以正确的姿势进行协调，臂弯呈90°角，前后摆动。跑步时呼吸要均匀，两步或三步一呼一吸，以较为缓慢的速度跑动，而且最好用鼻子呼吸，避免用嘴呼吸，以防引起咳嗽、恶心、呕吐等。

结束时：慢跑结束前要逐渐减速至步行，忌突然停止。

◎ 要控制好跑步的量和强度。正式第一次进行慢跑时，时间不宜过长，10~15分钟即可，以后每周增加5~10分钟，一般建议跑步的时间至多控制在1小时内。运动后以不晕、不喘粗气、心率不超过120~130次/分钟，第二天起床后不感觉关节酸痛为宜，痛风患者可根据自身的情况控制好跑步的时间和节奏。

◎ 慢跑中若出现关节肿痛、呼吸困难、心悸、胸痛、腹痛、心慌、头晕等不良症状，应立即减速或停止跑步，必要时还需到医院检查诊治。

● 慢速游泳：增强代谢，改善关节灵活性

游泳也是一种全身性的有氧锻炼，它能锻炼身体的各个部位，全面提高人体的心肺功能，改善全身血液循环，而且还能消耗体内储存的糖原和脂肪，促进人体新陈代谢。痛风患者适当游泳，可以让肚子瘦下去，体重减下来，尿酸变得稳定起来。不过，游泳虽好，但也需要注意一些问题：

◎ 游泳是一种比较耗费体力的运动，适合具有运动基础、体质较好的人群。建议痛风患者在进行游泳前咨询医生，看自己是否适合游泳。

◎ 痛风急性期应卧床休息，不宜运动，间歇期如果没有关节肿胀、皮肤破溃、活动障碍等情况，可适当游泳。

◎ 低温的刺激，加上潮湿之气，都会诱发痛风发作，所以痛风患者游泳前要注意泳池的水温是否适合自己游泳。夏季建议选择室外泳池，太阳光照可使水温有一定的上升；冬季宜选择温水泳池。

◎ 游泳前要做好入水的准备，例如先擦浴或淋浴，使身体能适应泳池的温度；做关节操，使肌肉和关节活动起来等。

◎ 空腹、刚吃完饭都不宜游泳。游泳需要消耗较大的体力，空腹时游泳，患者容易因为体力消耗过大而发生意外；刚吃完饭不要立即游泳，游泳时的动作、水压的作用等，都有可能引起呕吐或肠胃痉挛。

◎ 游泳时最好有人陪伴，尤其是有糖尿病并发症的痛风患者，应随身携带糖尿病卡及糖块、饼干等，以备出现低血糖或其他紧急情况时能及时得到救治。另外，有糖尿病并发症的痛风患者在胰岛素活动的峰值期，如刚打完胰岛素，或者是刚服完降糖药物，不要立即游泳，以免引起低血糖。

◎ 游泳的时间控制在30~60分钟为宜，不要过久，游泳时速度不要太快，动作幅度也不宜过大，以免关节受伤。

● 气功：养脾胃，扶正气

对于不爱运动的人群来说，必需要"安利"一种不需要动的运动方式——气功。气功是一种讲究练气、养气和用气的保健方法，其利用呼吸方式以调整身体及意识，进而起到强身健体、调节身心的作用。最重要的是，气功操作起来简单，不需要"迈开腿"就能进行：

1. 端坐于椅子或者平坦之处，盘坐，两肩平行，身体松弛，头部保持直立，两眼内视。

2. 舌抵于口腔上腭，呼吸时要保持深吸气，长吐气，细匀安静，不急不躁。保持大脑安静，尽量做到跟着呼吸调整意识。

3. 打坐结束时先要慢慢放松，放空一切，然后双手对搓，待手心发热时，轻轻摩面颊两侧，让精神从呼吸意识中醒转过来，即可结束气功的练习。

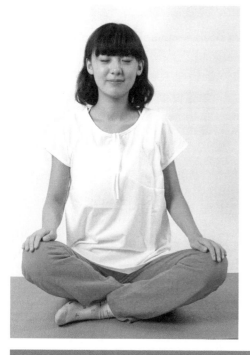
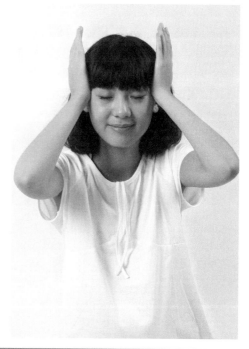

名医小课堂

气功的好处

◎ 改善气血两虚、阴阳失衡、脏腑功能紊乱等问题；

◎ 调理胸闷气短、呼吸系统问题以及肠胃疾病、贫血体弱等；

◎ 调气运血，促进血液循环，加强新陈代谢，促进尿酸代谢，强健脾胃；

◎ 让心境趋于安静，从而心态变得平和，帮助痛风患者间歇因疼痛而烦躁、焦虑的情绪等。

● 太极拳：活动关节，减少疼痛发作

太极拳是一种姿态优美、动作柔和的运动，很适合间歇期、慢性期的痛风患者。

常打太极拳，利关节、调五脏

打太极拳时，动作轻慢松柔，可使人身心放松，再加上腰部旋转、四肢屈伸等缠绕动作，能对全身的穴位、经络产生不同的牵拉、拧挤和压摩，从而加大经络传导速度和强度，起到疏通经络、调理脏腑气机、平衡阴阳的作用，而且也能促进关节局部血液循环，对增强关节柔韧性、保持灵活性都有好处。

另外，腰部动作扭转，加上"调息绵绵，气沉丹田"以及深呼吸，能吐故纳新，促进脾胃、肝肾等脏腑的血液循环，起到加强脏腑功能的作用。

简化太极拳，简单又有用

太极拳门派众多，招式各不相同，但最简单的招式往往是最有用的，这里介绍一套简化太极拳的打法：

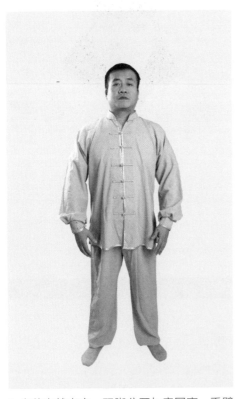

1. 身体自然直立，双脚分开与肩同宽，手臂下垂，双眼平视前方。

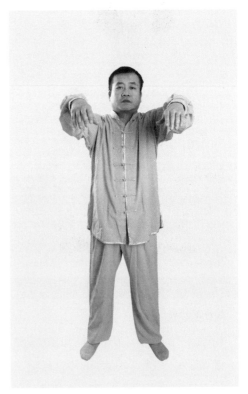

2. 慢慢水平抬起双臂，手心朝下。

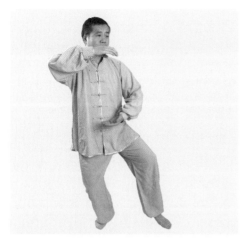

3. 稍稍转动身体朝一侧，脚步不动，同侧手臂微弯，呈怀抱式向里。

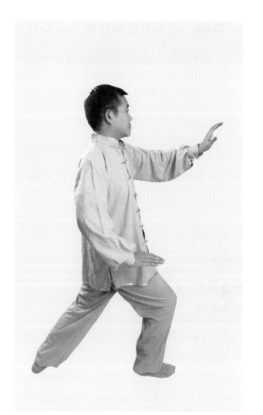

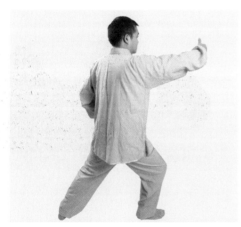

4. 手心朝上，缓慢打开，同侧脚尖点地，顺势转动身体。可以同法左右各转一次，为一组。

5. 身体稍转，半弓身形，呈后坐式朝一侧转动；此时左手心向下平弯在胸前，右手向左划动，手心向上与左手相抱。右脚则前跟一小步，将身体重心放于右腿上，身体转向右方。如此左右各做一次，为一组。

名医小课堂

打太极拳有"四要"

◎ 一要慢：打太极拳要以慢动作为主，以节省体力，帮助调和呼吸和意识引导。

◎ 二要松：打太极拳时，肩、胯、手腕、臂、腰、背、胸、腹等都要放松。身体的放松才能使心情放松，同时保证在呼吸运动时，胸腹部肌肉和膈肌运动不会受牵制。

◎ 三要静：打太极拳讲究"用意"，即心要静，心无旁念，注意力要集中。

◎ 四要协调：打太极拳，由眼神到上肢、躯干、下肢，动作要"完整一气"，前后连贯，绵绵不断。同时，呼吸、意识也要尽量与每个动作相互呼应。

● 瑜伽：改善关节灵活性，帮助排酸

瑜伽不受场地限制，只要有一块可以平躺的空间就可以练习。一些瑜伽动作可对关节进行拉伸，能促进关节局部的血液循环，使其更具柔韧性和灵活性，对改善关节疼痛、间歇功能障碍等很有益处。另外，练习瑜伽能间歇紧张的情绪，让人保持心态平和、放松，而且能身体消耗更多的热量，有减肥瘦身、促进血液循环、降低血脂和血压等作用。喜欢宅在家里的痛风患者，在身体允许的情况下，不妨练练瑜伽，以减少痛风发作，预防"三高"并发症。

养肝瑜伽体式 1：前伏式

难度系数：★★

动作要领：

1.跪坐，双膝并拢，上身挺直，双手于背后合十，两前臂呈一条直线，深吸气。

2.上身前倾，额头着地，呼气，腹部紧贴大腿。

养肝瑜伽体式 2：虎式

难度系数：★★★

动作要领：

1.取跪姿，双腿并拢，臀部坐在双腿上，脊柱伸直，两手放在膝上。吸气，然后呼气，同时上半身前倾，双手支地，抬高臀部，做爬行的姿势，大腿与小腿保持垂直。

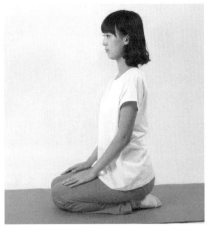

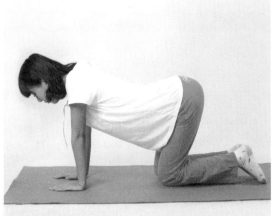

2. 吸气,抬起右腿向后伸直,抬头目视前方。

3. 呼气,头部后仰,右腿缓缓向上抬起,抬至身体的极限,然后收回,吸气。

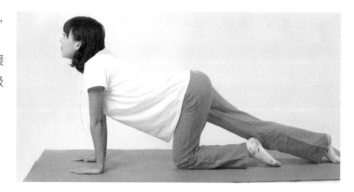

4. 呼气,左腿缓缓向上抬起,抬至身体的极限,再缓缓收回,将右膝向胸前移动,头随之缓缓低下。

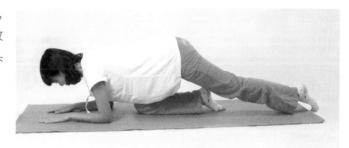

5. 呼气,将右腿尽量向头部方向移动,鼻子尽量靠近右膝盖,脚趾略高于地面,两眼向下看。然后恢复到起始位置,另一侧也如此。重复练习6次。

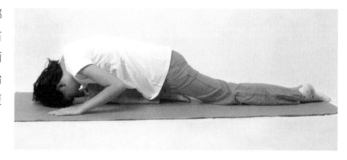

名医小课堂

练习瑜伽时的注意事项

◎ 急性期痛风患者不宜练习瑜伽。

◎ 练习瑜伽时,着装要轻松舒适,不要穿紧身衣服,也不要戴首饰、眼镜及皮带。

◎ 练习前2小时内最好不要进食,特别饥饿的话可在开始前半小时吃些流食或少许点心,练习瑜伽后半小时内不要洗澡。

◎ 练瑜伽最好是在垫子或毯子上,不要在光滑的地面上进行,以免扭伤。

◎ 练习瑜伽时,不要求动作必须要达到专业程度,以感觉舒适、关节不肿痛为度。

● 单举手臂：养护关节，减少疼痛

中医认为，脾胃有运化水湿的作用，如果脾胃虚弱、运化失健，则可导致水湿内停，湿浊内生，郁而化热，并阻滞经络关节而导致痛风。所以，对于高尿酸血症、痛风患者来说，调理脾胃很关键。单举手臂对脾胃有很好的调节作用，其通过左右上肢一松一紧地上下对拉，可以牵动腹腔，对脾胃起到按摩作用，从而能促进胃肠蠕动，增强消化功能。同时，还能刺激两肋的经脉，起到调理肝胆脾肾的作用。

单举手臂这项运动操作起来很简单：

第一步

直身站立，双腿并排，将右手放在小腹前，手心向上保持水平状态，指尖朝向左方。

第二步

将右手轻轻向上提，直到胸前位置，然后掌心翻朝下，然后慢慢竖起手掌；与此同时，左手放在左腿的外侧，手掌平放，指尖朝前。

第三步

右手掌顺着胸部慢慢落下，放在身体右侧；接着将左手掌朝里转动，并弯起到腹部，如同第一步的右手心向上动作。

第四步

左右手各做一遍之后，自然垂放于身体两侧。以上为一套单举手臂法。

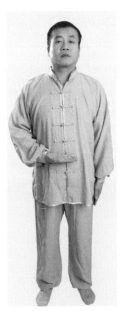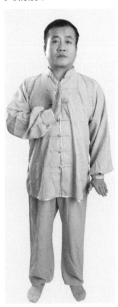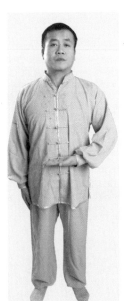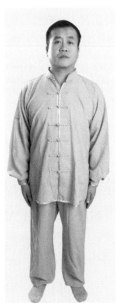

单举手臂的运动适合非急性期以及没有严重并发症的痛风患者，尤其是痛风发作时累及上肢关节的人群，适当进行这项锻炼，对肩部、上肢进行拉伸，可促进这些部位的血液循环，"通则不痛"，对改善这些部位的疼痛亦有好处。

● 多动脚趾头：活动关节，调理肝脾

痛风发作，最先遭殃的往往是脚趾，因而痛风患者平时要注意脚趾部位的保养，没事时用脚趾头抓抓地，能活动脚趾关节，促进其血液循环，对预防痛风的发作很有帮助。另外，脚趾还是脾经、肝经的起始部位，经常用脚趾抓地，让其充分接触地面或鞋底，可对脾经、肝经进行拉伸，这是按摩方法的一种演变，能刺激这两条经络，有促进气血流通、调理脾脏和肝脏功能的作用。

脚趾抓地的运动方法

脚趾抓地的方法很简单，随时都可以进行，方法为：

1. 双脚直立于地面，或坐或站，垂直就好，要让双脚用得上力为度。
2. 双脚脚趾努力下抓抠地，抓紧之后停留 10 秒钟，然后松开，再次进行抓地，如此反复 30~50 下。
3. 坐着工作的时候，双脚也可在鞋子中进行抓伸，抓住鞋底就好，一次做 5 分钟，闲时即可做。

脚趾抓地的注意事项

◎ 痛风急性期不宜运动，应卧床休息，适当抬高患肢，以促使血液回流，减缓肿胀。

◎ 脚上出现痛风石的患者不宜进行抓地运动，以免牵拉痛风石部位而造成皮肤破溃。

◎ 初抓地的时候，可能会不习惯，中老年人可扶着墙或者栏杆进行，以免摔跤；也可坐在椅子上，脱掉鞋子，在地上撒一些玻璃球，用脚趾抓拾，其功效也是一样的。

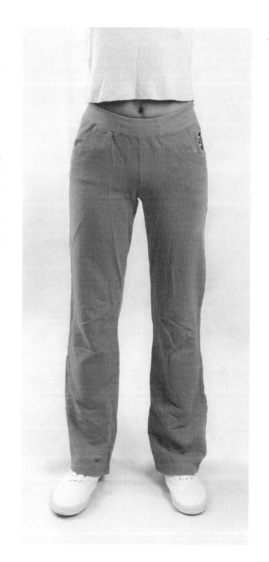

● 熊戏：利关节，补脾胃

五禽戏是模仿虎、鹿、猿、熊、鹤5种动物的形态和神态的一种健身方法，其动作简单，易于学习，通过肢体的运动与呼吸吐纳的有机结合，可锻炼关节、调节脏腑、调畅气血，改善心脑血管功能，提高胰岛素敏感性，促进人体基础代谢，对预防痛风发作、增强关节柔韧性、防治"三高"等都很有好处。

在中医看来，脾胃有运化水湿的功能，脾胃虚弱则易致水湿痰饮内生，再加上嗜吃膏粱厚味，继而使人体内生湿化热，湿热之邪阻滞于关节，使关节部位红肿灼痛。简单地说，就是脾胃虚弱是痛风形成的重要因素。在中医里，五禽对应五脏，其中与脾相应的是熊，因此痛风患者常练熊戏，对改善脾胃功能、锻炼关节很有帮助。

熊戏在流传中流派渐多，这里向大家推荐一种比较简单的熊戏练习法——熊运和熊晃，此法简单易学，功效明显。

熊运：脾胃气血更通畅

运动方法：

先将两只手呈熊掌状放在腹部下面，上体向前倾，随身体顺时针做画弧动作，向右，向上，向左，向下，然后再逆时针进行画弧，向左，向上，向右，向下。

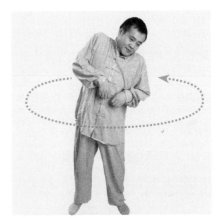

运动要点：

1. 开始练习时要体会腰腹部的压紧和放松。
2. 两腿要始终保持不动，固定腰胯；开始练习时，手要下垂放松，只体会腰腹部的立圆摇转，等到熟练以后，再带动两手在腹部前绕立圆，动作要协调自然。
3. 熊运的核心在于丹田，以肚脐为中心点，以内动向外延伸，带动身体作立圆摇转，两手轻抚于腹前，随之慢慢进行运转。

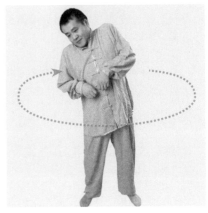

熊晃：疏肝理气、健脾和胃

运动方法

提髋，屈腿，接着落步，后坐，前靠；换做右势，再提髋，屈腿，落步，后坐，前靠，上下肢动作要配合协调。

运动要点

刚开始练习时，提髋的动作可以单独原地练习，两肩不动，收紧腰侧以髋带腿，左右交替，反复进行练习。

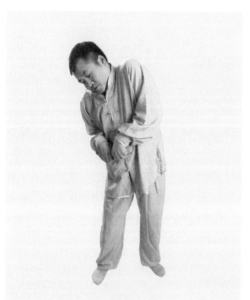

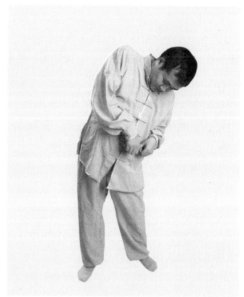

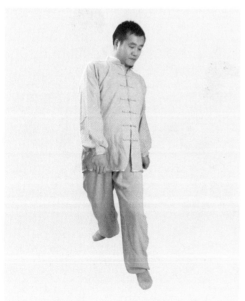

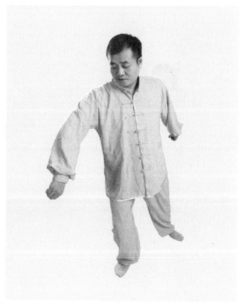

● 八段锦：舒展经脉，调通气血

八段锦是中国传统养生导引功法之一，其动作简单、柔和，动作的屈伸俯仰配以呼吸，可使人全身筋脉得以牵拉舒展、五脏六腑得以按摩，从而起到调理机体阴阳平衡、促进经络气血运行、提高脏腑功能等作用。痛风患者经常练习八段锦，有助于锻炼全身关节，促进气血运行，调理脏腑机能。中医里说"通则不痛"，人体气血运行通畅，则邪气不存，疼痛减退，身体康健。

第一式：双手托天理三焦

动作：自然站立，两足分开与肩同宽，含胸收腹，腰脊放松。眼看前方，双手自体侧缓缓举至头顶，十指交叉，然后翻转掌心向上，如托物上举，同时足跟顺势跷起。接着两手分开，两臂内收还原。反复进行。

呼吸：双臂上举时吸气，下垂时呼气。

第二式：左右开弓似射雕

动作：左脚向左侧横开一步，身体下蹲呈骑马状，上身挺直，同时右臂曲肘，从胸前握拳，如拉弓弦向右，左手中指和食指竖起，余三指环扣，从右臂内作推弓势向左，左臂随之伸直，头亦左转，目视指尖。左右互换，反复进行。

呼吸：推弓拉弦时吸气，左右换式时呼气。

第三式：调理脾胃举单手

动作：右手缓缓上举至头顶，翻转掌心向上，并向右外方用力托举，同时左手做按物姿势，指尖向前。左右互换，反复进行。

呼吸：上托下按时吸气，互换时呼气。

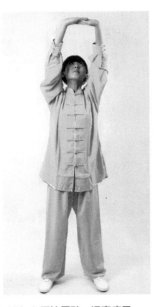
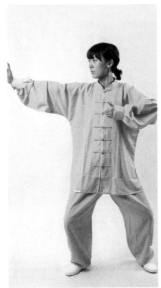
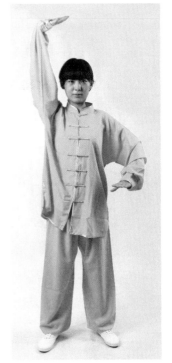

第四式：五劳七伤往后瞧

动作：自然站立，双脚分开与肩同宽，双手自然下垂，头部微微向右转动，两眼目视右后方，稍微停顿后缓缓转正，再缓缓转向左侧，目视左后方，稍微停顿，再缓缓转正。

第五式：摇头摆尾去心火

动作：双膝下蹲，呈骑马步，两手反按大腿上方，上身缓缓前俯，然后向左、向后，再向右、向前，缓缓作圆环转动，上身由俯而仰，再由仰而俯。转动数圈后，再反方向进行，动作相同。

呼吸：由俯而仰时吸气，由仰而俯时呼气。

第六式：两手攀足固肾腰

动作：站立，两腿绷直，以腰为轴，身体向前俯，双手顺势攀在足背上，稍微停顿，然后还原，再反复进行以上动作。

呼吸：前俯时呼气，还原时吸气，停顿时自然呼吸。

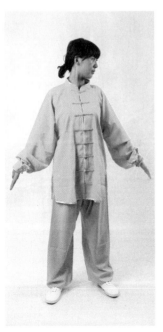
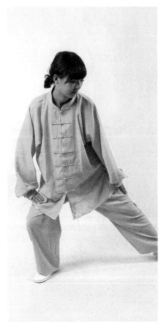
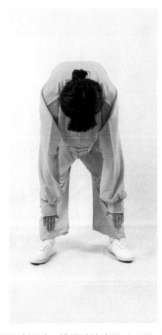

第七式：攒拳怒目增气力

动作： 双腿横开，比肩稍宽，双腿弯曲呈骑马步，双手握拳放在腰间，右拳向前方出击，顺势头稍向右转，两眼通过右拳凝视远方，左拳同时后拉。随后收回右拳，击出左拳。反复 10 次左右。

呼吸： 击拳呼气，收拳吸气。

第八式：背后七颠百病消

动作： 自然站立，双腿并拢，双手自然下垂，手指并拢，顺势将双腿脚后跟提起，依然保持站立姿势，头用力上顶，停顿数秒，然后将双腿足跟下落着地。反复练习 7 次。

呼吸： 提足跟时吸气，落地时呼气。

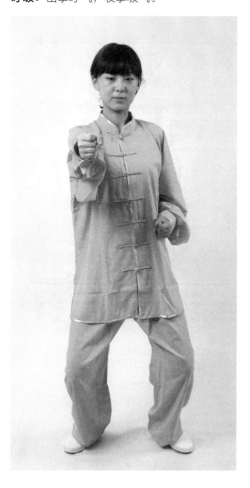

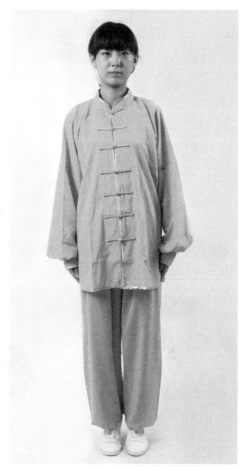

　　注意，痛风患者练习八段锦时，宜从弱到强、从少到多，一开始只练 1~2 个动作，在适应之后再逐渐增加动作和次数。同时，练习时宜穿着宽松舒适的衣服，掌握好运动的力度和量，以活动完之后微微出汗、有些发热为宜。如果感觉关节疼痛、身体疲倦，有胸闷、头痛等不适症状，应减少或暂停运动，随时留意自己的身体情况，必要时及时就医。

第七章

经络保健，预防和间歇痛风发作

"通则不痛，痛则不通"，

经络关节堵住了，痛风也就不请自来。

怎么把痛风给"送"走呢？

祛湿除瘀、活血通络是关键。

在我们的身体里就"潜藏"着这样的"能手"

——经络穴位，

适当刺激穴位、疏通经络，

相当于开启人体的"药库"，

能起到调理脏腑、祛病缓疾的作用。

用好经络，促进排酸、改善痛风体质

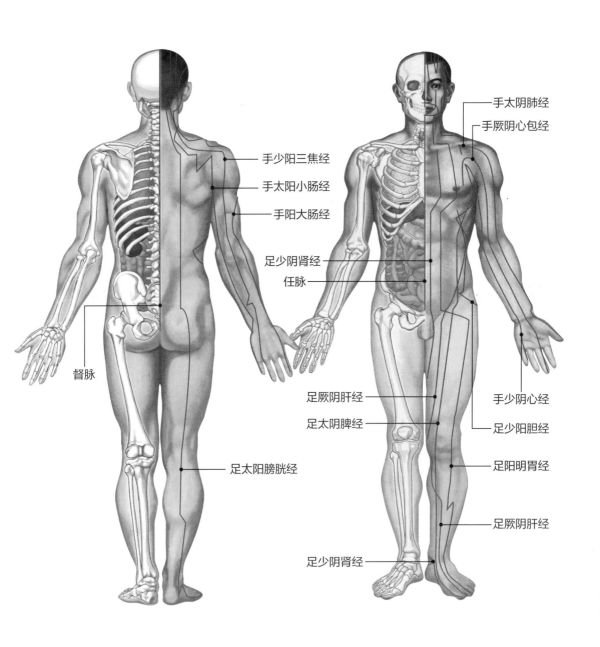

手太阴肺经

手厥阴心包经

手少阳三焦经

手太阳小肠经

手阳大肠经

足少阴肾经

任脉

督脉

足厥阴肝经

足太阴脾经

手少阴心经

足少阳胆经

足阳明胃经

足厥阴肝经

足太阳膀胱经

足少阴肾经

● 膀胱经：促进排毒，促进尿酸排泄

人体排出毒素主要有三种途径：一是尿液排出，二是大便排出，三是发汗排毒。膀胱经是负责尿液和汗液这两条通道的经络，它就相当于我们身体里的"排污管"，如果堵住了，后果不堪设想。可以说，我们身体内的很多疾病都跟膀胱经有着直接或间接的关系，所以在中医临床上，膀胱经是被"伺候"得最多的部位。

膀胱经不通有哪些症状呢？肩颈活动受限、腰背肌肉胀痛、小便不利等。对于痛风患者来说，"小便不利"这一症状分外扎眼，因为人体内绝大部分的尿酸最终需要以尿液的形式排出体外，如果小便不通畅，尿酸排不出去，很容易使体内的尿酸水平急剧升高而诱发痛风发作。所以，高尿酸血症、痛风患者需要保持膀胱经通畅。

疏通膀胱经的方法有很多，例如捏脊、刮痧、按摩、拔罐、敲打等。膀胱经主要分布在我们身体的背部和腿后侧，疏通膀胱经时需要对这两个部位的经络进行刺激。下面介绍几种常用而且简便的方法，以供参考：

按摩法

◎ **方法：** 患者坐直或俯卧，请家人或医生用一手的掌跟上下搓擦患者脊柱两侧至皮肤发热发红，力度以患者感觉略微酸痛为宜。患者也可以用按摩杖自己刺激背部，可先一手将按摩杖放在背后，双手反手扶住按摩杖，然后上下滚动以按摩背部的经络和穴位。

◎ **功效：** 疏通经气，活血化瘀，促进循环和代谢。

敲打法

◎ **方法：** 使用按摩锤，由上至下敲打背部、臀部、大腿后侧的膀胱经10~15分钟，尤其是臀部和大腿后侧，因为我们经常坐着，这两个部位处于被"压迫"的状态，最容易堵塞。当遇到痛点时，可重点敲打，力度以感觉酸胀、略微疼痛为宜。

◎ **功效：** 畅通气血，促进排毒。

拉筋法

◎ **方法：** 前后左右压压腿，尽可能地拉伸大腿后侧的筋。

◎ **功效：** 疏通经络，促进下肢血液循环。

名医小课堂

疏通膀胱经的最佳时间：每天的申时（下午3点~5点）膀胱经气血最旺，这个时候刺激膀胱经，能起到事半功倍的效果。这时要多喝水，加速尿的排泄。

● 肾经：补充肾阳，增强肾功能

肾经和痛风的缘分很深：一是肾经对应人体内的肾脏，而尿酸的主要排泄途径是经过肾脏，最终以尿液的形式排出体外；二是脾运化水湿的功能需要肾阳的温煦和气化，如果肾阳虚衰，亦可导致人体湿浊内生而诱发痛风发作；三是痛风患者如果尿酸控制不佳，也会对肾脏造成很大的损害。

平时，我们可以通过刺激肾经来增强肾脏功能，补充肾阳。刺激肾经最简单的方法就是用手掌沿着腿部肾经循行的路线进行拍打，每次 5~8 分钟，每天 1 次。也可以用按摩锤之类的工具敲打肾经。每天的酉时（下午 5 点 ~ 晚上 7 点）肾经气血最旺，如果在这个时间段刺激肾经，通经活络、益肾补阳的效果更佳。

另外，肾经上有一个很重要的穴位——涌泉穴。涌，涌出；泉，泉水。涌泉穴是肾经的重要穴位之一，适当刺激能激发肾经经气，疏通肾经经络，调和肾脏气血，调整和改善肾脏的功能，所以要疏通肾经，不妨每天抽出十分钟左右的时间，对涌泉穴进行按揉。按揉的方法很简单，就是找到足心涌泉穴的位置（坐位，卷足，在足底掌心前面正中凹陷处的前方，约略可见脚底肌肉组成的"人"字纹路，涌泉穴就位于"人"字纹的交叉部分），用拇指按压至感觉酸胀，然后顺时针揉穴位 3~5 分钟，接着按揉另一侧足心的涌泉穴。

也可以在晚上泡脚之后，将双手搓热，捂住足底，来回搓，经过涌泉时，手掌根用力稍按压。来回搓 60 次，然后换另一侧脚。泡脚本有促进血液循环、通经活络的作用，搓足底可加强通络之功，还能激发肾气，间歇疲劳，改善下肢麻痛等症状。

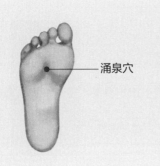

涌泉穴

定位： 在足底，屈足卷趾时足心最凹陷处。

取穴方法： 坐位，卷足，在足底掌心前面正中凹陷处的前方，约略可见脚底肌肉组成的"人"字纹路，涌泉穴就位于"人"字纹的交叉部分。

● 脾经：通经活络，益气血

中医认为，脾虚无以运化水湿是痛风形成和发展的重要因素，所以防治痛风，健脾是重点。人体经络中，脾经与脾的关系最为密切，所以健脾首选脾经。

敲打脾经：疏通经络，强健脾胃

◎ **方法：**将一只脚的外踝压在另一条大腿上，将脾经暴露出来。拍打时要握空拳，用掌指关节端由上至下一路拍打下来，用力适中，对于大腿部位的脾经拍打时可稍用力。两只腿都要敲，每侧每次敲打 10 分钟为宜。在敲打的过程中如果发现痛点，表明脾经上有堵塞的地方，这时可以用点按和指揉的方法对其进行按揉，将瘀堵的穴位打通，从而通畅整条脾经的气血。

◎ **功效：**疏通经络气血，强健脾胃功能，促进下肢血液循环；生血调血，改善贫血。

脾经经气旺在巳时，即早晨 9~11 点，此时为敲脾经的最佳时间。而且此时人体阳气正处于上升期，这时敲打脾经可达到很好的平衡阴阳的作用。

敲打胃经：助脾经"一臂之力"

在中医里，脾胃互为表里，其中胃主受纳和腐熟水谷，脾主运化而输布营养精微。胃的"纳"为脾的"运"做准备，脾的"运"是适应胃继续"纳"的需要。可以说，胃和则脾健，脾健则胃和。所以，在敲打脾经的同时，也敲一敲胃经，强健脾胃功能的作用更显著。

◎ **方法：**双手垂于大腿两侧，然后先用一只手来回搓大腿前侧的胃经路线，另一只手则握空拳，轻轻敲打，做 10 次。来回轮换，每天 15 分钟即可。

◎ **功效：**促进下肢气血运行，改善胃功能。

每天辰时（早上 7~9 点）是胃经经气最旺的时段，此时敲胃经效果最好，不妨在这个时刻敲打胃经，然后在巳时敲打脾经，一前一后，相辅相成。

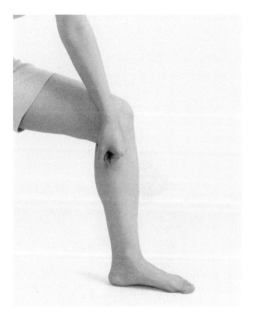

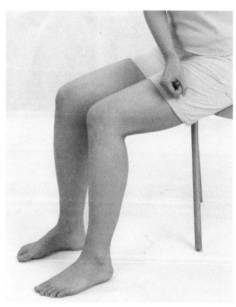

● 肝经：清肝祛火，消肿止痛

说到肝经和痛风的"不解之缘"，需要从痛风的多发部位说起。我们知道，大多数痛风急性发作时，往往脚趾部位最先红肿疼痛，而这个部位恰好是肝经起始之处。"痛则不通"，这个部位疼痛，意味着肝经堵住了，需要把它疏通。肝经所对应的脏腑——肝脏，是人体最重要的解毒器官之一，尿酸的生成和代谢也需要经过它的"加工"，所以控制尿酸、预防痛风，不能忘了肝经。

疏通肝经最常用的方法就是按摩和拉伸，以下是常用的方法，以供参考：

揉肝经

◎ **方法：**

1. 对于循行于胸腹部的肝经，可用按揉的方法刺激，由期门穴处沿经络向下揉按。也可将同侧手握空拳，用掌指关节沿着经络揉按。每侧 3~5 分钟。

2. 对于循行于大腿内侧的肝经，可用敲打的方法刺激，操作时要平坐，一条腿平放在另一条腿上，从大腿根部一直敲打到脚部。每侧 3~5 分钟。

◎ **功效：** 疏肝理气，活血化瘀，祛除肝火。

拉伸肝经

◎ **方法：** 坐在稍硬一点的床上，或在地上铺块毯子，坐下来，把右腿伸直，左腿弯曲平放在地面上，左脚心贴在右大腿的内侧。然后身体向弯曲的左腿方向扭转，右手去抓右脚尖，而左手臂向天空的方向伸展，尽量使身体保持在一个平面内。让肝经得到充分的拉伸。左右变换练习，每天练习四五分钟即可。

◎ **功效：** 疏通经络，疏肝解郁，促进下肢血液循环，有助于间歇关节疼痛。

肝经经气旺在丑时，即凌晨 1~2 点。理论上讲这时调理肝经最好，但此时我们更应熟睡，以顺应自然。所以我们可在肝经的同名经——心包经（心包经和肝经都是厥阴经，属同名经，二者经气相通）当令的戌时（晚上 19~21 点）揉按肝经。

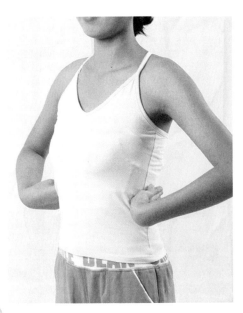

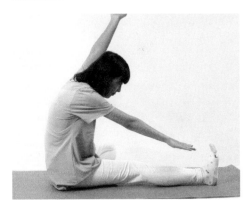

刺激穴位，坚持调养，预防痛风发作

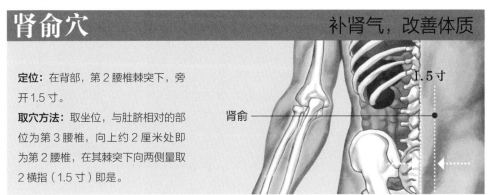

肾俞穴

补肾气，改善体质

定位： 在背部，第2腰椎棘突下，旁开1.5寸。

取穴方法： 取坐位，与肚脐相对的部位为第3腰椎，向上约2厘米处即为第2腰椎，在其棘突下向两侧量取2横指（1.5寸）即是。

肾俞 · 1.5寸

肾俞穴在人体背后，是肾的背俞穴。中医认为，"十二俞皆通于脏气"，背俞穴是五脏六腑之精气输注于体表的部位，对背俞穴进行刺激，有调节脏腑、振奋人体正气的作用。肾俞穴内应于肾，经常刺激这个穴位，能起到激发肾阳、调理肾脏、增强肾功能的作用。

对于痛风患者来说，肾的好坏对人体内尿酸水平影响很大。我们身体里的尿酸，绝大部分需要通过肾脏排泄，另外脾运化水湿需要肾阳的温煦和气化。所以，痛风患者平时可刺激肾俞穴，以调理肾脏，促进尿酸的排泄。

平时，可用双手食指关节按压背俞穴3~5分钟，力度由轻渐重，以感觉酸胀为宜。也可以用保健锤敲打肾俞穴，每侧3~5分钟。或者每天散步时，双手握空拳，边走边拍打双肾俞穴，每次拍打30~50次。每天坚持，有激发肾气、活血通络的作用。

也可以擦肾俞穴，方法为：取俯卧位，让家人搓热掌心，把双手放在肾俞穴上，然后一上一下地擦肾俞穴3~5分钟，以出现酸胀感、腰部微微发热为度。擦的动作可以让肾俞穴从里面往外发热，能激活肾经之气，补充肾阳。

中医认为，寒邪伤阳。如果痛风患者受寒受潮，会损伤肾阳，此时可艾灸肾俞穴以驱赶体内的寒湿之邪，避免痛风发作。艾灸肾俞穴的方法也简单：将艾条点燃，放置在肾俞穴穴位上，距离皮肤2~3厘米的地方温和灸10~15分钟，以皮肤稍有红晕又不觉得燥热为宜。

太溪穴

祛热邪，补肝肾

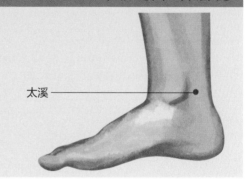

定位： 在踝区，内踝尖与跟腱之间的凹陷中。

取穴方法： 由足内踝尖向后推至与跟腱之间的凹陷处，约当内踝尖与跟腱的中点。

太溪穴是肾经上的原穴。太，大也；溪，溪流也。也就是说，太溪穴可以源源不断地形成滋养人体的肾脏之水。

持续地按揉太溪穴，可使肾经之水源源不断地形成，并通过气血循环滋养身体各个脏腑组织，达到"补水"的作用。水能灭火，因而按摩太溪穴能清肝火、祛热邪。对于湿热蕴结型痛风，可以找太溪穴来帮忙，把体内的热火"浇灭"，这样关节红肿之症才能减退。

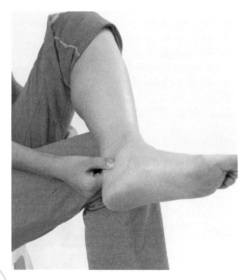

按摩太溪穴，最常用的方法即用拇指或中指指腹按压太溪穴，每次 5~10 分钟，每日 1 次，力度由轻渐重，以感觉酸胀为宜。

也可以搭配泡脚使用——每天晚上泡脚之后再按摩穴位。泡脚有助于促进腿部的血液循环。太溪穴的位置很特殊，它位于人体凹陷部位，是气血驻扎的地方，按摩它能把气血激活，新鲜的血液滋润腿部，并把之前的瘀血冲散吸收，然后再循环带走。为什么很多痛风患者会出现腿脚部位肿胀酸麻的情况？那是因为腿部的气血不够，或者是有瘀血了，造成局部不通，不通则痛。而泡脚加上按摩太溪穴，正好把气血引过去，把瘀血冲散，"通则不痛"。

需要注意，太溪穴紧挨着内踝关节，应避免在痛风急性期按摩。如果此部位出现痛风石，亦不宜进行按摩。

足三里穴

健脾胃，补阳气

定位： 在小腿前外侧，当犊鼻穴（外膝眼）下3寸，距胫骨前缘一横指（中指）。

取穴方法： 在外膝眼下四指宽，与小腿正中央髌骨外侧交汇处，骨头与肌肉的缝隙里。

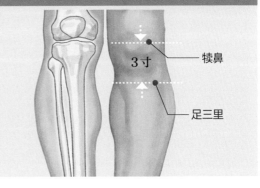

犊鼻

3寸

足三里

痛风的形成与发展，跟脾胃功能有着密切的联系。所以痛风患者不仅要控制尿酸，也要调养脾胃。在我们的腿部，有一个很神奇的穴位——足三里穴，调养脾胃、间歇痛风可以找它。

足三里穴是足阳明胃经的合穴，聚集胃腑精气，可祛除下肢郁滞结气，亦可间歇上、中、下三部的疾病。足三里被誉为"无病长寿的健康穴"，且效果广泛，对消化道疾病、足膝腰部疾病、呼吸道疾病都有效，可改善小腿酸痛、胃病、呕吐、食欲不振、腹胀腹泻、失眠、痛风、高血压、胸闷、生理痛及胃病、糖尿病引起的体质虚弱，还能促进血液循环，延缓衰老。

平时调理脾胃，最常用的方法就是按摩：用拇指按于足三里穴位，用力点按，边按边揉，直到产生酸麻胀痛之感，持续10秒钟，慢慢放松如此重复，两侧各3分钟。也可以用拇指指腹推按足三里穴，每侧3分钟。长期坚持，不仅可以有效地改善消化不良、腹胀、腹泻等消化系统病症，也能促进下肢血液循环，改善小腿乏力、关节肿胀、水肿等问题。

《外台秘要》中说："凡人年三十以上若不灸三里，令人气上眼阁，以三里下气也。"意思是说，30岁以上的人阳气逐渐衰老，艾灸足三里穴可以补气壮阳。痛风患者平时需要养护好足三里穴。在间歇期，痛风患者可适当艾灸足三里穴，以调补阳气。方法为：用艾条灸足三里穴15分钟，温度要稍高一点儿，以能忍受为度。沿着足三里穴来回移动，增大温灸范围。艾灸对促进下肢血液循环、改善肿胀麻痛等症也有效果。

委中穴

祛湿毒，通经络

定位： 在腘横纹中点，当股二头肌腱与半腱肌肌腱的中间。

取穴方法： 在膝关节后面，腘窝横纹之中点，股二头肌腱与半膜肌肌腱的中间，按压有动脉搏动感，即为委中穴。

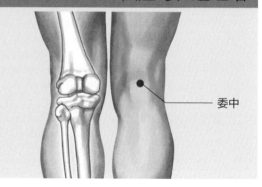

委中

当我们弯曲腿部时，膝关节背面的凹陷处最里端的中点，这里是委中穴之所在。委，指弯曲，同时也有堆积的意思；中，指的是中部。这个穴名的意思是指膀胱经的湿热水气都在此聚集，而膀胱经又是人体排毒的主要通道，可以说委中穴是膀胱经的"排污口"。如果这个地方堵住了，那湿热之邪就会顺着经络下行至脚趾关节而诱发痛风。

中医认为："肾有邪，则其气滞留于腘窝。"腘窝正是委中穴所在的位置，说明委中穴亦与肾有密切的关系，尿酸的排泄又与肾息息相关。故而经常刺激委中穴，可祛除湿热，促进排毒，舒经活络，散瘀活血，改善痛风、腰背疼痛、小便不利等与膀胱、肾相关的问题。

刺激委中穴，可用按摩的方法：自然坐位，手指放到膝盖后面的膝窝部位中间，

用拇指指腹按揉穴位 3~5 分钟，力度由轻渐重，以感觉酸胀为度。

祛除湿热、间歇关节肿痛，也可以用刮痧的方法：用刮痧板刮委中穴 3~5 分钟。刮痧是一种通过工具刮痧穴位而产生良性刺激，达到祛除邪气、清热解毒、祛湿除热、活血化瘀、消肿止痛的作用。我们每天都要进行新陈代谢，代谢过程中产生的尿酸等废弃物要及时排出去。刮痧时通过对穴位的刺激，能把身体里的毒素"引"到体表，从毛孔散发出去。

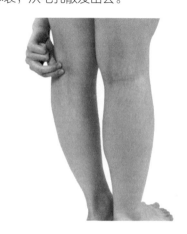

三阴交穴

活血通络，间歇疼痛

定位： 三阴交穴位于小腿内侧，在内踝直上3寸，胫骨后缘处即是。

取穴方法： 在小腿内侧按压有一骨头为胫骨，在内踝尖上约4指宽的位置，胫骨后缘靠近骨边凹陷处就是该穴。按之有胀感，用力则发痛。

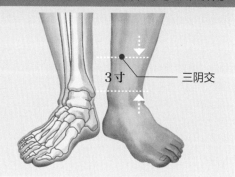

3寸 —— 三阴交

"痛则不通"，痛风之所以"痛"，其实就是身体里的有瘀血堵在关节里了。所以要间歇痛风症状，需要疏通经络，让气血运行通畅。气血流动起来，把瘀血冲走，疼痛就自然消失了。

在我们的腿部有一个"超级明星"——三阴交穴。三阴，指三条阴经；交，交会。三阴交穴是足太阴脾经、足厥阴肝经、足少阴肾经的交会穴位，因此应用广泛。经常刺激三阴交穴，可同时调理肝、脾、肾，有健脾和胃、养肝补血、补肾强身等功效。再回头看痛风的形成和发展，都跟肝、脾、肾的功能有关，所以经常刺激三阴交，可

通经活络、活血补血，改善关节肿胀疼痛的症状。

刺激穴位，最常用的方法就是按摩，因为按摩简单易行，不需要什么道具，随时随地都能进行。按摩三阴交穴的方法也简单：一只手的大拇指弯曲垂直按在左侧三阴交穴位上，其余四指握住足外踝，然后拇指有节奏地一紧一松用力按压，3~5分钟后换右侧进行按压。也可以用叩击的方法刺激三阴交穴：一手握拳，有节奏地叩击对侧三阴交穴20次左右，两侧交替进行。叩击三阴交穴后，双手掌搓热按在三阴交穴上，活血效果更佳。

名医小课堂

三阴交穴"值班表"

◎早上9~11点：健脾祛湿，利水排毒

◎傍晚17~19点：益肾补肾，增强肾功能

◎晚上21~23点：通畅三焦，促进气血运行

血海穴

行气活血，间歇疼痛

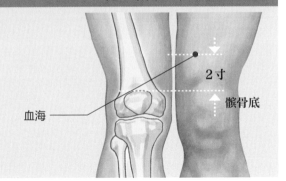

定位： 大腿内侧，髌骨内侧缘上2寸，当股四头肌内侧的突起处即是。

取穴方法： 以对侧手掌按于膝盖上，手指向上，拇指偏向大腿内侧，拇指端所止处即是血海穴。

血海，即血液汇集的海洋。身体里的血虚了，血液运行不畅了，或者因血虚、血瘀引起的各种不适，都可以找血海穴来帮忙：

可用拇指指端用力按揉两侧血海穴各3分钟，力度稍大，有明显的酸胀感。也可以取艾条点燃，悬于血海穴上方约2厘米处施灸，每次灸15分钟，每天1次。

这两种方法都能对血海穴造成刺激，起到活血化瘀、补血养血、引血归经的作用。例如因为脾虚使水湿阻滞经络关节，导致气血不畅而致的痛风，就可以用按摩血海穴的方法来活血，血液流动通畅了，水湿之邪随着血液流走，关节没有了克制它的"敌人"，肿胀疼痛也减退了。对于因为受寒受凉导致的血液凝滞，滞留于关节而发生关节肿痛的情况，这时就需要祛寒邪、活血化瘀，而艾灸血海穴就是不错的选择。

那么，什么时间刺激血海穴最好呢？建议在每天上午9~11点刺激血海穴。这个时间段是脾经经期最旺盛的时候，人体阳气也处于上升的趋势，此时刺激血海穴，健脾养血的效果最好。

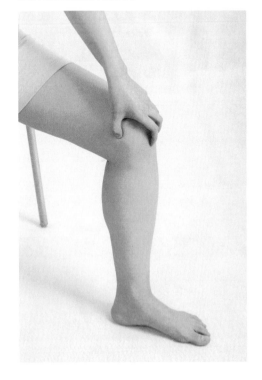

解溪穴

祛除湿邪，间歇疼痛

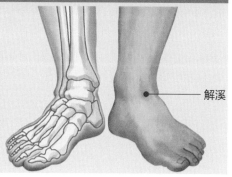

定位： 在足背与小腿交界处的横纹中央凹陷中，当（踇）长伸肌腱与趾长伸肌腱之间。

取穴方法： 正坐或仰卧，先找到踝关节前面横纹中央凹陷处，同时脚趾上翘，使足背两条肌腱（踇长伸肌肌腱与趾长伸肌肌腱），两条肌腱中间即为解溪穴，约在内外踝尖连线的中点处。

解溪

解溪穴位于足背和小腿的交界处，胃经的循行路线上。解，即散开；溪，溪水，指胃经经水。溪水是潮湿的，解溪的意思也就是解水、解湿，所以解溪穴对于湿邪独重所致的痛风有很好的间歇效果，加上它正好位于踝关节附近，所以临床上也常用于踝关节病、下肢痿痹等问题的治疗。

痛风患者在非急性期，可以刺激解溪穴以祛除身体湿气。不需要多复杂的技巧，最常规的按揉就能起到祛湿的作用：用拇指指腹按压穴位，力度由轻渐重，直至感觉酸胀，然后以穴位中心进行旋转按揉。左右两侧的解溪穴每次各按揉 3~5 分钟，每天 1~2 次。

解溪穴还是胃经上的重要穴位，而胃经属于多气多血之经，这条经络保持畅通，对于改善气血不足有显著作用。痛风反复发作，可损及人体气血津液，所以不少痛

风患者有气血不足的现象。此时可按摩解溪穴，以行气活血。按摩时，可用拇指指腹来回搓揉穴位，左右两侧每次 3~5 分钟，每天 1~2 次。

也可以艾灸解溪穴，即可行气活血，又能活血化瘀。尤其秋冬季节天气寒冷，痛风患者关节受凉可使气血凝滞而出现关节疼痛的情况，用艾条在距离皮肤 2~3 厘米的位置，对着穴位温和灸 10 分钟左右，有很好的活血止痛效果。

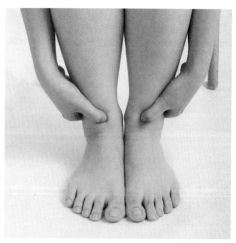

复溜穴

祛瘀消肿，利水排酸

定位： 在小腿内侧，太溪直上2寸，跟腱的前方。

取穴方法： 先取太溪穴，由足内踝尖向后推至与跟腱之间的凹陷处，约当内踝尖与跟腱的中点就是太溪穴；太溪穴直上约3横指、跟腱的前方，就是复溜穴。

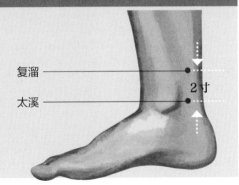

复溜穴是中医治疗痛风的常用穴位之一。复，重新的意思；溜，通"流"，指流动。复溜穴顾名思义就是让瘀滞的血液重新流动起来。

中医认为，人体内有瘀血时，瘀血会停滞在任何一个地方，瘀血在哪个地方停滞，哪个地方就会成为人体代谢所产生的废弃物的集散地。这些废弃物越堆越多，最后使这个部位肿胀起来，如果郁而化热，这个地方就会变得红红的，摸起来还有灼热感，甚至还让人产生剧烈的疼痛。痛风的急性发作，其实就是瘀血阻滞经络关节的结果。

这时，我们需要让病变部位的血液重新流动起来，按摩复溜穴就有起到很好的祛瘀消肿的作用。复溜穴还是肾经上的重要穴位，经常刺激它还能补肾滋阴、利水消肿，改善肾功能。肾脏是尿酸排泄的主要途径，肾功能的好坏对于尿酸水平的控制至关重要。

按摩时，可将一条腿搭在另一条腿上，内踝尖朝上，然后用拇指指腹按压穴位直至感觉酸胀或略微酸痛，接着以穴位为中心旋转按揉3~5分钟，每天1~2次。也可以用拇指指腹来回揉搓穴位，直至穴位及周围感觉微微发热。需要注意的是，在痛风急性发作期，剧痛未间歇前，应以止痛为主，这时不宜按摩穴位，待疼痛间歇后，可在医生的指导下尝试按摩穴位。在非急性期，患者坚持每天按摩，对促进局部血液循环、促进尿酸排泄、预防痛风发作很有益处。

另外，建议按摩复溜穴之后，最好再按一按太溪穴。太溪穴具有滋阴补肾、祛除热邪的功效，和复溜穴一起搭档，有很好的祛湿热、益肾阴、利水消肿的作用。

阴陵泉穴

健脾、利湿、利水消肿

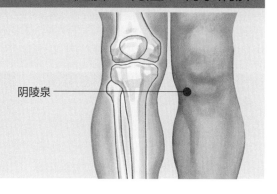

阴陵泉

定位： 位于小腿内侧，当胫骨内侧侧髁后下方凹陷处。

取穴方法： 屈膝，膝下胫骨内侧凹陷中即是，与足三里穴相对。

阴陵泉，顾名思义，这个穴位跟"水"有关。关于它的作用，《百症赋》中就有记载："阴陵、水分，去水肿之脐盈。"

阴陵泉穴为足太阴脾经的合穴，具有清利湿热、健脾理气的作用。在中医里，脾有运化水湿的作用，如果脾失健运，水湿不能及时运化，就会积滞在体内。水湿进入肠道，可导致大便不成形或腹泻。水湿停滞皮肤肌肉，可导致水肿、湿疹。水湿停滞于关节部位，可导致关节局部肿胀，时间长了水湿郁而化热，可导致关节灼热、疼痛。

平时，我们可用拇指用力向下按揉阴陵泉穴 20~30 下，以有酸胀感为宜，每天 1~2 次，有助于健脾除湿，排除体内多余的水湿，预防和改善上面提到的不适症状。因这个穴位离膝关节很近，在痛风急性发作累及膝关节时，应避免按摩这个穴位，待症状减退后再进行按摩，可舒筋活络，促进局部血液循环，改善关节功能，预防痛风的再次发作。

刺激阴陵泉穴，常用的方法还有艾灸在晚上临睡前，取艾条悬灸阴陵泉穴 15 分钟；在灸之前，先以手指按揉 2 分钟，再艾灸效果更好。艾叶的温热深入皮肤，配以火的炙烤，能祛除人体内多余的水湿，还能促进血液循环，强健脾胃，增强其运化功能，因而艾灸阴陵泉穴还对消化不良、腹胀等问题有很好的间歇作用。

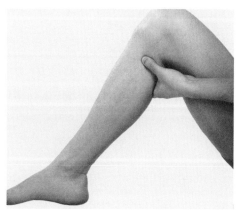

附录：常见食物嘌呤含量速查表

（每 100 克食物嘌呤含量）

	食物	含量（毫克）		食物	含量（毫克）
谷薯类	大米	18.1	肉类	脑	175.0
	糙米	22.4		小肠	262.2
	米糠	54.0		胰脏	825.0
	米粉	11.1		猪血	11.8
	糯米	17.7		浓肉汁	160~400
	小米	6.1	水产类	海参	4.2
	面粉	17.1		乌贼	87.9
	麦片	24.4		海蜇皮	9.3
	玉米	9.4		鳝鱼	92.8
	白薯	2.4		鳗鱼	113.1
	马铃薯	5.6		鲤鱼	137.1
干鲜豆类及制品	黄豆	166.5		草鱼	140.2
	黑豆	137.4		鲢鱼	202.4
	绿豆	75.1		黑鲳鱼	140.6
	红豆	53.2		白鲳鱼	238.0
	花豆	57.0		白带鱼	291.6
	豌豆	75.7		沙丁鱼	295.0
	豆干	66.6		凤尾鱼	363.0
	四季豆	29.7		鱼丸	63.2
	皮蛋黄	6.6		小鱼干	1638.9
肉类	猪肉	122.5		虾	137.7
	牛肉	83.7		牡蛎	239.0
	羊肉	111.5	蔬菜类	白菜	12.6
	鸡肉	140.3		卷心菜	12.4
	鸡肫	138.4		芥菜	12.4
	肝	233.0		芹菜	10.3
	肾	132.6		青菜叶	14.4
	肚	132.4		菠菜	23.0

	食物	含量（毫克）
蔬菜类	空心菜	17.5
	芥蓝菜	18.5
	韭菜	25.0
	茼蒿菜	33.4
	苦瓜	11.3
	黄瓜	14.6
	冬瓜	2.8
	南瓜	2.8
	丝瓜	11.4
	西葫芦	7.2
	茄子	14.3
	菜花	20.0
	蘑菇	28.4
	青椒	8.7
	豆芽菜	14.6
	萝卜	7.5
	胡萝卜	8.0
	洋葱	3.5
	番茄	4.3
	葱	4.7
	姜	5.3
	蒜头	8.7
水果类	橙	1.9
	橘	2.2
	苹果	0.9
	梨	0.9
	桃	1.3
	西瓜	1.1

	食物	含量（毫克）
水果类	香蕉	1.2
奶蛋类	牛奶	1.4
	奶粉	15.7
	鸡蛋(1个)	0.4
	皮蛋白	2.0
坚果及其他	瓜子	24.5
	杏仁	31.7
	栗子	34.6
	花生	32.4
	黑芝麻	57.0
	红枣	8.2
	葡萄干	5.4
	木耳	8.8
	枸杞	31.7
	蜂蜜	3.2
	海藻	44.2
	酵母粉	589.1
	茶	2.8

注意： 以上数据来源于《中国营养科学全书》。书中表明：由于食物品种、分析方法有别，所得结果不尽相同，而且烹饪方法对食物亦有影响，如肉类煮沸后，熟肉会丢失部分嘌呤到汤液中。目前主张避免嘌呤过高的食物，在药物的控制下，可不必计较其绝对嘌呤含量。